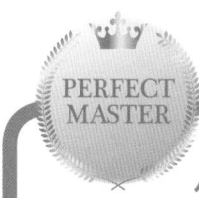

PERFECT
MASTER

歯科国試
パーフェクトマスター

歯科理工学

服部雅之 著

JN050535

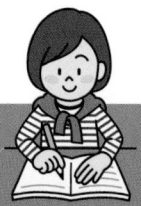
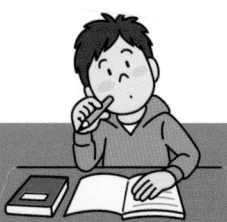

医歯薬出版株式会社

執筆者

東京歯科大学歯科理工学講座

服部雅之

本書中のマークの見方

Check Point	：各章の最も大切な項目
よくでる	：歯科医師国家試験に頻出の内容
CHECK!	：必ず押さえておきたい重要ポイント
☐	：大切なキーワード，キーポイント
☐	：理解を助ける補足
コラム	：著者からのアドバイス

はじめに

　歯科医療ではきわめて多種類の材料を駆使して歯の欠損などを補い，口腔機能の回復を図る側面が存在する．それ以外でも，短期的・長期的に口腔内外で材料が応用される．これに使用される材料・機器の理論と応用に関する学問が歯科理工学とされ，その範囲は金属，高分子，セラミックス，複合材料ときわめて多岐にわたる．

　歯科医療に応用される材料の大部分は歯科理工学で取り扱う項目に含まれており，このことが基礎科目でありながら歯科理工学が臨床科目に近い性格を有している所以である．しかし，多くの歯科医学教育機関においては，歯科理工学の履修時期は低学年であることが多く，臨床科目を履修する前に教育が終了しているのが現実である．したがって，歯科理工学を苦手とする歯科学生が多いように思う．同時に，幅広い分野構成であることも特徴的であり，歯科医師国家試験出題基準においても「歯科材料と歯科医療機器」として独立した領域となっている．近年の出題傾向を見ても，臨床科目との関連性を深く理解することが求められている．

　旧来から歯科理工学教育は「鋳造加工技術」を中心としてきた．しかし，わが国の疾病構造ならびに社会情勢や患者ニーズの変化を背景として，接着技術やデジタル加工技術の著しい進歩とともに，歯科材料のニーズも金属材料からセラミックスや高分子材料へとシフトしつつある．歯科医師国家試験出題基準の改訂ごとに，新しい材料や技術が追加されていることからも，本書ではそれらに準拠した内容になっている．

　本書が，歯科学生の卒前教育の教材として幅広く活用され，歯科理工学ならびに関連の臨床科目への理解が深まる一助となれば筆者の喜びとするところである．

2023 年 4 月

服部雅之

歯科国試パーフェクトマスター

歯科理工学　目次

Chapter 1

生体材料の科学

Check Point

・生体材料の分類を理解する.

・材料の特徴を理解する.

・材料の性質を理解する.

I. 材料の種類

・有機材料：高分子材料（重合体）

・無機材料：セラミック材料，金属材料

・複合材料（有機材料＋無機材料）

 CHECK!

物質を構成する結合の種類の違いにより，材料の諸性質が異なる.

A 固体の特徴

素材	結合の種類	特徴	主な歯科材料
有機材料 (高分子，重合体)	ファンデルワールス力 (結合力：小) 共有結合	機械的性質：低 (変形しやすい，塑性変形大) 弾性係数：小 熱膨張係数：大	ゴム質印象材 (合成高分子) 水性コロイド印象材 (天然高分子) アクリルレジン ワックス
無機材料 (セラミックス)	共有結合 イオン結合 (結合力：大)	機械的性質：大 (引張応力は小) (硬いが脆い)→脆性 弾性係数：大 熱膨張係数：小 化学的に安定	合着用セメント (レジンセメント以外) 陶材，ジルコニア，アルミナ，石膏，埋没材，研磨材
無機材料 (金属)	金属結合 (結合力：大)	機械的性質：大 弾性係数：中 熱・電気伝導性：大 展延性：大 密度・比重：大	金合金 金銀パラジウム合金 チタン合金 コバルトクロム合金 ステンレス鋼
		CHECK! 金属の性質は自由電子の影響を受ける	
複合材料	——	有機と無機の中間的物性	コンポジットレジン FRP (ファイバー強化型ポスト)

	結合の種類	結合エネルギー (kJ/mol)
化学結合 (一次結合)	イオン結合 共有結合 金属結合	600〜1,000 150〜700 110〜500
分子間結合 (二次結合)	水素結合 ファンデルワールス力	8〜50 2〜8

B 歯科材料の重合形式

1) 付加重合：ポリメチルメタクリレート

　炭素-炭素二重結合($C=C$)に水素分子が付加することによって，二重結合が単結合($-C-C-$)となり，両側に別の分子が付くことにより重合.

2) 縮合重合：縮合型シリコーンゴム印象材，ポリサルファイドゴム印象材

　水やアルコールなどを放出しながらも，つながっていく重合（反応副産物の生成）．

3) 重付加重合：付加型シリコーンゴム印象材

　官能基を2個以上もつ単量体と，両末端に活性水素をもつ単量体が，付加反応を繰り返しながら重合体を生成する反応．

C　セラミックス

1) セラミックスの分類

　酸化物系と非酸化物系に分類される．

系	材　料
金属元素＋酸化物	シリカ（SiO_2），アルミナ（Al_2O_3），ジルコニア（ZrO_2），酸化クロム（Cr_2O_3），酸化チタン（TiO_2）など
炭化物	ダイヤモンド（C），炭化ケイ素（シリコーンカーバイド，SiC）タングステンカーバイド（WC）
水化物（水和物）	石膏（粉末，$CaSO_4 \cdot 1/2H_2O$）ハイドロキシアパタイト（$Ca_{10}(PO_4)_6(OH)_2$）

2) 歯科材料に用いられるセラミックス

種　類	材　料	用　途
酸化物	シリカ	陶材，埋没材，コンポジットレジン，セメント
	アルミナ	陶材，オールセラミックス，インプラント，セメント，研磨材
	ジルコニア	オールセラミックス，インプラント
	酸化亜鉛	セメント，研磨材
	酸化マグネシウム	埋没材
	酸化クロム酸化鉄	研磨材
	酸化チタン酸化スズ酸化コバルト	着色剤（陶材，アクリルレジン）
炭化物	ダイヤモンド炭化ケイ素タングステンカーバイド	研磨材，研削材
水化物（水和物）	石膏	模型材，印象材，埋没材
	ハイドロキシアパタイト	骨補塡材，インプラント

生体材料の科学

Ⅱ. 材料の性質

A 物理的性質

1) 密度・比重

アクリルレジン義歯は金属床義歯より軽量である．金属床義歯を，タイプ4金合金，チタン合金，コバルトクロム合金で製作すると，チタン合金が最も軽い．材料を選択する上で考慮する性質の1つが，金属（元素）の密度である．

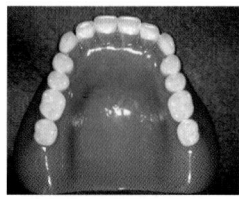

アクリルレジン義歯　　　金属床義歯

歯科用金属に含まれる金属元素の密度

原子番号	元素記号・元素名		密度 (g/cm³)
13	Al	アルミニウム	2.7
22	Ti	チタン	4.5
24	Cr	クロム	7.2
26	Fe	鉄	7.9
27	Co	コバルト	8.9
28	Ni	ニッケル	8.9
29	Cu	銅	8.9
46	Pd	パラジウム	12.0
47	Ag	銀	10.5
78	Pt	白　金	21.4
79	Au	金	19.3

代表的な歯科材料の密度

歯科材料	密度 (g/cm³)
金合金	15～16
コバルトクロム合金	8.3
ジルコニア	6.0
チタン	4.5
エナメル質	2.97
石　膏	2.3
陶　材	2.4
象牙質	2.14
アクリルレジン	1.2
ワックス	0.9

金属＞セラミックス＞有機材料の順で密度が大きい
歯との比較が重要　　よくでる

CHECK! 密度・比重

密　度：単位体積あたりの質量で，単位は g/cm³ である．
比　重：物質の密度を4℃の純水の密度 (0.999973 g/cm³) で除したも
　　　　の．単位はもたない．

2) 熱膨張

　温度変化に伴う寸法変化には，熱膨張と熱収縮がある．

　例：①インレーのワックスパターンが冷めたら模型との間に隙間が生

　　　じた．②鋳造前には埋没材を加熱する (埋没材の熱変態).

(1) 熱膨張係数

　温度が1℃変化したときの単位体積当たりの体積変化：$X \times 10^{-6}/℃$

CHECK! 熱膨張係数

Xは材料により異なる数値.
数値が大きい材料は熱変化の影響を受けやすい.

歯科材料の熱膨張係数

分　類	材　料	熱膨張係数 (×10⁻⁶/℃)
有機材料	インレーワックス	350〜450
	シリコーンゴム印象材	200
	アクリルレジン	81〜90
複合材料	コンポジットレジン	20〜40
金　属	アマルガム	25
	コバルトクロム合金	18〜20
	金合金	14〜16
セラミックス	陶　材	4〜10
	ジルコニア	10
歯	象牙質	7〜8
	エナメル質	10〜13

有機材料＞金属（チタン除く）＞セラミックス

歯との比較が重要　よくでる

3) 熱伝導

熱の伝わりやすさを熱伝導という．

例：①金属修復物の合着セメントによる断熱，②義歯床と口腔粘膜の温度感覚，③ワックスの加熱．

歯科材料の熱伝導率

分　類	材　料	熱伝導率（W/m・K）
貴金属	銀	420
	金	320
	金合金	298
卑金属	チタン	17.3
セラミックス	リン酸亜鉛セメント	1.07
	コンポジットレジン（複合材料）	0.4〜1.1
	陶　材	1.05
	グラスアイオノマーセメント	0.51〜0.71
有機材料	アクリルレジン	0.21
	ワックス	0.04
歯	エナメル質	0.92
	象牙質	0.63

金属（貴金属＞ 卑金属）＞無機材料＞有機材料
数値を暗記する必要はない．

4) エックス線造影性

歯科材料には，エックス線撮影により，識別ができるように工夫されている．特に，口腔内に金属が装着されている部分は白く写る．

原子番号の大きな元素ほどエックス線透過性は減少する．すなわち，エックス線造影性は増加する（エックス線画像には白く写る）．

B 機械的性質

1) 応力とひずみ

口腔内では,さまざまな力が修復物や補綴装置に加わる.

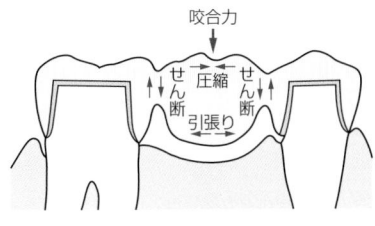

ブリッジに加わる応力

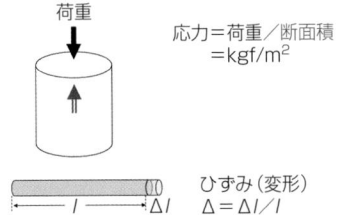

応力＝荷重／断面積
　　　＝kgf/m²

ひずみ（変形）
$\Delta = \Delta l / l$

(1) 応力-ひずみ曲線

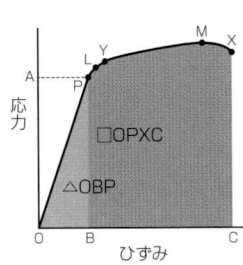

$\frac{OA}{OB}$：弾性係数
P：比例限：応力とひずみが直線関係にある最大応力
L：弾性限：荷重除去でひずみがゼロに復帰する最大応力
Y：降伏点：急に変形が大きくなる目安の応力
M：最大強さ：最大応力
X：破断強さ：破断（破壊）時の応力
△OBP：レジリエンス：塑性変形するまでの貯蔵エネルギー
□OPXC：靱性：破断するまでの貯蔵エネルギー（粘り強さ）

2) 圧縮強さ　例：咬合力を想定した応力

材　料	圧縮強さ (MPa)
ジルコニア	2,000〜3,000
陶　材	200〜600
コンポジットレジン	200〜350
グラスアイオノマーセメント	170〜230
リン酸亜鉛セメント	100〜150
アクリルレジン	70
エナメル質	384
象牙質	297

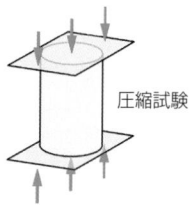

圧縮試験

3) 曲げ強さ　例：材料に対するたわみの目安

材　料	曲げ強さ (MPa)
ジルコニア	1,000
アルミナ	500
金属焼付陶材	120〜150
コンポジットレジン	100〜180
アクリルレジン	70〜100

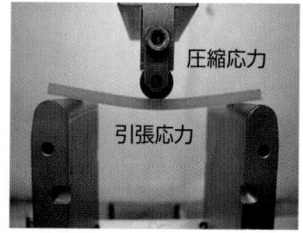

凹面→圧縮応力
凸面→引張応力

4) 弾性率 (弾性係数, ヤング率)　変形のしにくさのこと.

	材　料	弾性係数 (GPa)
金　属	コバルトクロム合金	200～220
	純チタン (2種)	100～110
	タイプ4金合金 (硬化熱処理)	90～100
	金銀パラジウム合金 (硬化熱処理)	90～100
セラミックス	ジルコニア	200～250
	アルミナ	200～220
	陶材 (長石質)	60～100
	アマルガム	20～40
	グラスアイオノマーセメント (従来型)	20
	コンポジットレジン	5～25
	アクリルレジン	2～5
	エナメル質	50～80
	象牙質	12～20

5) 硬さ

(1) 静的な硬さ：塑性変形から評価する

① 押し込み

	圧子の材質	圧痕の形状
ヌープ硬さ (HK)	ダイヤモンド	⬌
ビッカース硬さ (HV)	ダイヤモンド	◈
ブリネル硬さ (HB)	鋼　球	◯

② 引っかき

・マルテンス硬さ，モース硬さ

(2) 動的な硬さ：弾性応答から評価する

① 弾性反発

・ショア硬さ

代表的な歯科材料の硬さ

材　料	ヌープ硬さ（HK）
ジルコニア	1,250
陶　材	460
コバルトクロム合金	300～400
タイプ4金合金	200～270
純　金	30
アマルガム	110
コンポジットレジン	50～100
リン酸亜鉛セメント	40
アクリルレジン	16～20
エナメル質	370
象牙質	68
セメント質	43

6) 代表的な歯科材料の機械的性質

材　料	弾性係数（GPa）	耐　力（MPa）	圧縮強さ（MPa）	引張強さ（MPa）	伸　び（%）
20K金合金	89	180～200	—	300～350	20～30
白金加金（硬化）	100	600～650	—	700～800	1～4
金銀パラジウム合金（硬化）	80～100	650～830	—	700～900	2～8
コバルトクロム線	200～220	550～600	—	650～700	1～4
チタン（JIS2種）	108	240～350	—	350～520	23～30
グラスアイオノマーセメント	—	—	170～230	3～15	—
普通石膏（乾燥）	—	—	20～40	2～4	—
超硬質石膏（乾燥）	10～15	—	80～110	6～8	—
PMMAレジン	2～4	40～60	70～80	20～80	1～2
コンポジットレジン	5～25	100～200	200～350	30～55	—
陶　材	60～100	—	200～600	30～60	—
ジルコニア	200～250	—	2,000～3,000	—	—
象牙質	12～19	—	230～300	40～50	—
エナメル質	50～80	—	270～400	10～30	—

金属は圧縮強さで評価することは困難

C 化学的性質

1) ぬれ性

・接着にかかわる因子

・ぬれをよくするために，
材料に応じてさまざまな
前処理を行う（プライミン
グ，シランカップリングなど）

・なじみのよさ：物質（材料）表面と水との接触角

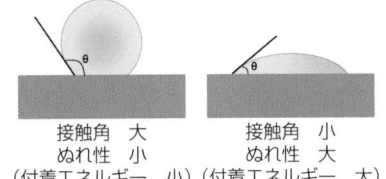

接触角　大
ぬれ性　小
（付着エネルギー　小）

接触角　小
ぬれ性　大
（付着エネルギー　大）

2) イオン化傾向

K>Ca>Na>Mg>Al>Mn>Zn>Cr>Fe>Co>Ni>Sn>Pb>H>Cu>Hg>Ag>Pt>Au

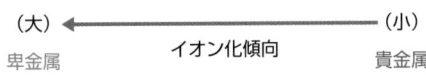

(大) ← イオン化傾向 → (小)

卑金属　　　　　　　　　　　　　　　　　貴金属

耐食性が低い　　　　　　　　　　　　　　耐食性が高い

卑金属でも，不動態皮膜の存在により耐食性が良好なものも存在する

3) 腐食を防ぐには（防食）

(1) 不動態皮膜

・緻密な酸化膜

・貴金属系合金には存在しない

・本来腐食されやすい（＝溶出しやすい）金属が保護される

・クロム，チタンを含む金属材料が不動態を形成しやすい

　例：ステンレス鋼：Cr_2O_3，コバルトクロム合金：Cr_2O_3，
　　　チタンおよびチタン合金：TiO_2

D 生物学的性質と生体安全性

1) 歯科材料の生物学的性質

(1) アレルギー性（金属以外）

・レジンモノマー

・ユージノール

・ラテックス

生体材料の科学

 CHECK!

金属アレルギー（Ⅳ型，遅延型）を起こしやすい元素（パッチテスト陽性率）
高：Ni, Co, Hg, Cr, Pd

(2) 毒　性

・許容量を超えたフッ化物の使用

・アマルガムの遊離水銀

・ニッケルの細胞毒性

(3) 内分泌撹乱（環境ホルモン様物質）

　環境中に放出された化学物質が，多様なホルモン作用に基づいて複雑な内分泌系の機能〔生体の恒常性（ホメオスタシス），生殖，発生，行動など〕を微量で撹乱させ，野生生物やヒトへの危害を及ぼす．

・ビスフェノールA：コンポジットレジンのモノマーであるBis-GMAの
　　　　　　　　　　原材料

2) 歯科材料の生物学的安全性評価

(1) 1次テスト（*in vitro* 試験）

・**細胞毒性試験** よくでる

・変異原性試験（遺伝毒性試験）

・溶血試験

> *in vitro* とは，"試験管内で（の）"という意味で，試験管や培養器などの中でヒトや動物の組織を用いて，体内と同様の環境を人工的につくり，薬物の反応を検出する試験のこと．

(2) 2次テスト（*in vivo* 試験）

・全身毒性試験

・動物埋植試験（組織反応試験）

・感作性試験

・抗原性試験

> *in vivo* とは，"生体内で（の）"という意味で，マウスなどの実験動物を用い，生体内に直接被験物質を投与し，生体内や細胞内での薬物の反応を検出する試験のこと．特に非臨床試験（前臨床試験）において用いられる試験のこと．

(3) 臨床的試験（臨床類似テスト）

・歯髄・象牙質使用模擬試験

・覆髄試験

・根管充塡使用模擬試験

Chapter 2

診療用器械・器具

> **Check Point**
>
> ・診療器械・器具の用途を理解する.
> ・診療器械・器具の構造と特性を理解する.
> ・切削・研削工具の特徴を理解する.
> ・研磨材の特徴と用途を理解する.

Ⅰ. 診療用器械

A 切削機器

	マイクロモーター			エアタービン
	技工用(低速)	治療用(高速)	増速型, 5倍型	
回転数 (rpm)	400〜18,000	20,000 〜40,000	100,000 〜200,000 (高速の5倍)	300,000 〜500,000
回転方向	正・逆回転			正回転
切削荷重 (gf)	100〜500			50〜100
動力源	モーター			圧縮空気

・切削荷重:ハンドピースを把持して,実際に削る際の力加減のこと
・増速型, 5倍型:エアタービンと用途が類似

1)マイクロモーターハンドピース

(1)特　徴

・正回転と逆回転の切替が可能

・トルクが大きい

・ハンドピース本体が重いモーターを
　使用しているので，本体の発熱がある

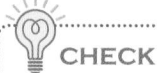

CHECK!

トルクとは瞬間的な力で，大き
ければ大きいほど出だし(加速)
がよくなる.

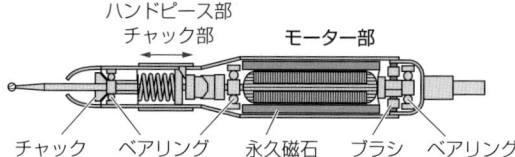

2)エアタービンハンドピース

(1)主な特徴

・正回転のみ

・トルク小さい

・本体が軽量

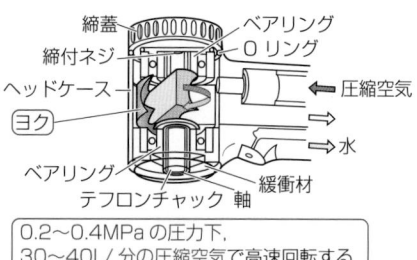

0.2〜0.4MPaの圧力下,
30〜40L/分の圧縮空気で高速回転する.
短いバーを使用する.

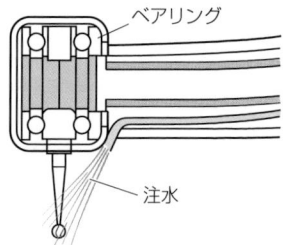

(2)その他の特徴

・**逆流防止装置**により内部汚染を防ぐ

・オートクレーブ滅菌が可能

・照明装置付き

B LASER（レーザー）

・Light Amplification by Stimulated Emission of Radiation の略
・誘導放出を利用した光の増幅器または発振器

歯科臨床におけるレーザーの応用例

	硬組織疾患	歯周疾患	軟組織疾患
効 果	蒸散	切開，蒸散	切開，止血，凝固，蒸散
応用例	齲蝕除去，楔状欠損の表層除去	歯周ポケットへの照射，歯石除去，歯肉形成，ポケット掻爬，フラップ手術	歯肉切開・切除，口内炎の凝固層形成，小帯切除，色素沈着除去

1）歯科用レーザーの種類，波長と主な用途

レーザーの種類	波長（μm）	媒質	吸収特性	使用目的
Er：YAGレーザー	2.94	固体	表面吸収型	軟組織：切開・止血・凝固・蒸散 硬組織：蒸散 歯周（主として歯石）：蒸散
炭酸ガスレーザー	10.6	気体	表面吸収型	軟組織：生体組織の切開・止血・凝固・蒸散
Nd：YAGレーザー	1.06	固体	組織透過型	生体組織の切開・止血・凝固・蒸散
半導体レーザー（GaAs）	0.655（655nm）	半導体	蛍光反射	齲蝕の検査・診断

（基礎歯科理工学，p.250を改変）

2) レーザーの波長と水の吸収率

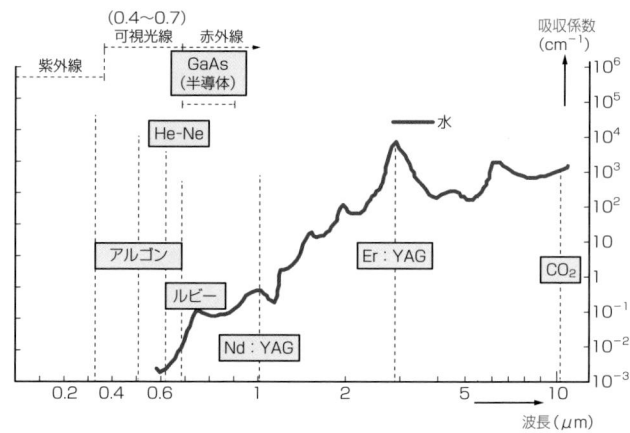

（基礎歯科理工学，p.251 を改変）

3) レーザーの熱効果と範囲

色が濃いほど熱の影響を受け，レーザー光が届く．

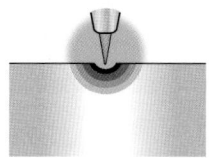

炭酸ガスレーザー

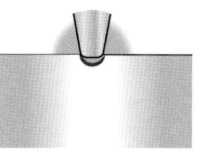

Er：YAG レーザー

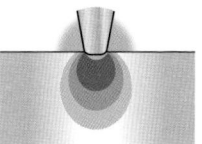

Nd：YAG レーザー
GaAs 半導体レーザー

Ⅱ. 切削・研削工具，研磨材

A 切削・研削・研磨の定義

1) 切　削

刃物を用いる.

2) 研　削

砥石を用いる.

3) 研　磨

砥石または研磨材（粒子）.

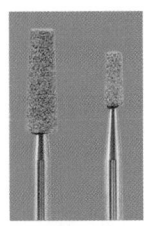

刃物　　　　　　砥石

B 切　削

1) 切削効率に影響する因子

・刃先の形状と材質

・回転速度，周速度

・切削荷重，回転数，トルク

・摩擦熱，振動，切削材の種類

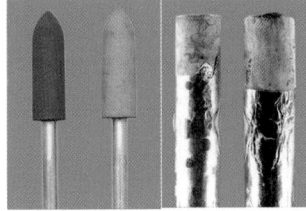

砥石または研磨材

2) 回転速度

・切削の速度は刃先が単位時間に移動する速さをいう.

・バーは回転体であるので,刃先の移動速度は周速度で表すことができる.

$$V = \pi Dn$$

V：刃先（砥粒）の速度
D：バーやポイントの直径
n：回転数

　一般に周速度が大きいほど切削効率はよい.

3) 切削材の種類

(1) 素材の違い

① スチールバー

素　材	超共析鋼(鉄に炭素を含有)(炭素0.765～2.14%)
対　象	象牙質, 骨
刃先の硬さ	約800HV

・刃先の耐熱性が低く, 切削効率はカーバイドバーに劣る

・錆びやすい

② カーバイドバー

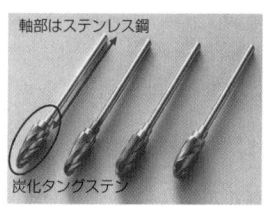

軸部はステンレス鋼

炭化タングステン

素　材	炭化タングステン(タングステンカーバイド, WC), コバルト(結合材)
対　象	象牙質, 骨, 金属, レジン, 陶材
刃先の硬さ	1,700～2,000HV

・スチールバーより硬いが, 脆い.

・靱性が小さい.

③ ダイヤモンドポイント(バー)

素　材	ダイヤモンド(C), シャンク(軸部)はステンレス鋼, ニッケル, クロム(結合材)で電着(メッキ)
対　象	エナメル質など硬い素材の切削に適する
刃先の硬さ	7,000～8,000HK

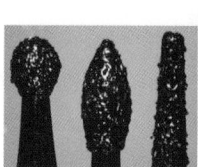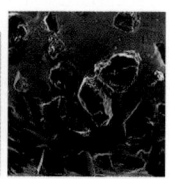

ダイヤモンドの粒度により, 粗さが異なる

C 研削・研磨

1) 目 的

(1) 研 削

　表面を平滑にする.

(2) 研磨 (粗研磨, 仕上げ研磨)

　表面をさらに平滑にすることで,

① 材料の変質を防ぐ (耐食性, 耐変色性を良好にする).

② 表面への食物の停滞を防ぐ.

③ 舌感をよくする.

2) 研削・研磨器具 (砥石) の構造

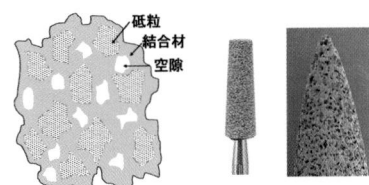

砥石 (ポイント) = 砥粒 + 結合材 + 空隙 (気孔)

(1) 砥粒の役割 (切れ味の確保)

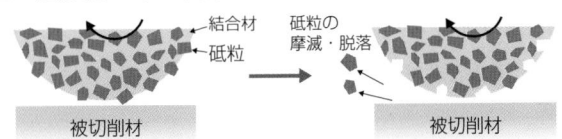

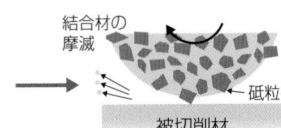

自生作用：砥粒が脱落して新しい砥粒が顔を出すことにより切れ刃が自生

3) 研削・研磨器具の種類

(1) カーボランダムポイント

砥 粒	炭化ケイ素 (SiC)
結合材	ビトリファイド (ガラス質を原料, 長石)
対 象	金属, レジン, 陶材の粗研磨

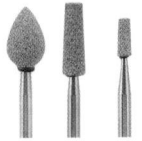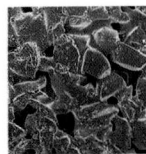

(2) シリコーンポイント

砥 粒	炭化ケイ素 (SiC)，アルミナ (Al$_2$O$_3$)
結合材	合成ゴム (シリコーンゴム)
対 象	金属，レジン，陶材の研磨

診療用機械・器具

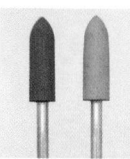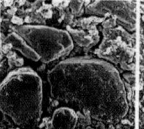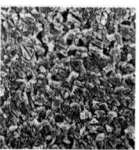

茶：#320 SiC 　緑：#2500 SiC

(3) ホワイトポイント (アルミナ)

砥 粒	アルミナ (Al$_2$O$_3$)
結合材	ビトリファイド (ガラス質を原料，長石)
対 象	陶材，レジン，コンポジットレジンの研磨

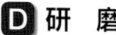

D 研 磨

1) 歯科用合金の研磨

　シリコーンポイントなどの粗研磨後の仕上げ研磨

(1) 酸化鉄

・金合金などの貴金属合金

・クロムを含む金属には適さない

(2) 酸化クロム (グリーンルージュ)

・クロムを含む金属に最適

・貴金属にも使用可能

(3) 酸化アルミニウム (アルミナ)

・超微粒子の粉末を油脂で固めたもの

CHECK! 金属の加工変質層

金属の仕上げ研磨を行うと，最表層には結晶粒を示さない無構造な層（ベイルビー層）が生成される．

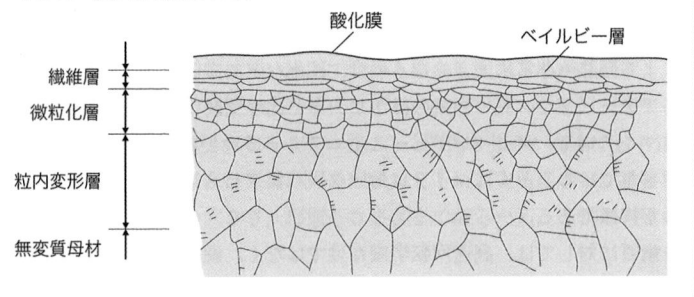

（図中ラベル）
酸化膜
ベイルビー層
繊維層
微粒化層
粒内変形層
無変質母材

2) アクリルレジン床の研磨

摩擦による研磨時の発熱に注意．

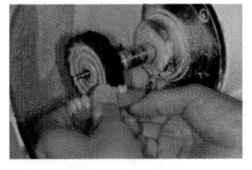

(1) 酸化亜鉛

白色粉末と水でペースト化．

(2) 珪藻土（けいそうど）

シリカを主成分，水と混和しペースト化．

(3) 浮石末（ふせきまつ）：軽石粉末

主成分は SiO_2 で，Al_2O_3, Fe_2O_3 などが混合．

3) 陶材の研磨

セルフグレージングによる仕上げ研磨が一般的．

(1) ダイヤモンドペースト

粒子径 $3\,\mu m$ 程度の微粒子．

(2) 浮石末（ふせきまつ）：軽石粉末

主成分は SiO_2 で，Al_2O_3，Fe_2O_3 などが混合．

4) コンポジットレジンの研磨

・一般的に注水下でのシリコーンポイントやホワイトポイント（酸化アルミニウム）での粗研磨

・仕上げはダイヤモンドペースト

 コラム：電解研磨

（金属の研磨）

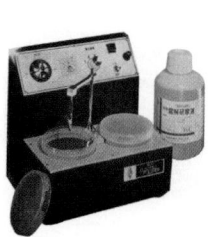

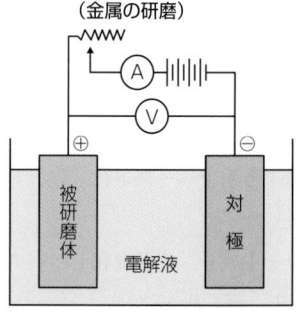

陽極（＋）：被研磨体　　陰極（一）：鉛，炭素など

電解液：KCN, H_2SO_4, H_3PO_4

流れる電流によって陽極はイオン化され，陽極金属表面が溶解され滑沢となる．

電解槽

　研磨する合金　：陽極（＋）

　鉛（Pb）　　　：陰極（一）

電解液

　シアン化カリウム（KCN，青酸カリ；猛毒）：金合金，銀合金

　硫酸（H_2SO_4），リン酸（H_3PO_4）：卑金属合金（コバルトクロム合金），ステンレス鋼

凹凸の著しいものには不可．機械的研磨後に応用する．

Chapter 3

印象用材料

Check Point

・印象用材料の分類を理解する.

・印象用材料の成分と特徴を理解する.

・印象用トレーの種類と用途を理解する.

A 硬化後の弾性の有無による分類

1) 弾性印象材

　アルジネート印象材，寒天印象材，ゴム質印象材

2) 非弾性印象材

　印象用石膏，モデリングコンパウンド，酸化亜鉛ユージノール印象材，
印象用ワックス

B 硬化方法による分類

1) 化学反応により硬化

　不可逆性印象材：アルジネート印象材，ゴム質印象材，印象用石膏，
酸化亜鉛ユージノール印象材

2) 熱的 (物理的) 反応により硬化

　可逆性印象材：寒天印象材，モデリングコンパウンド，印象用ワックス

C 個人トレー・各個トレー使用の意義

個人トレー，各個トレーは，印象材の厚さを均一かつ薄くできるので精密印象で使用する．

印象用材料

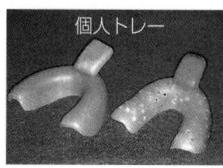
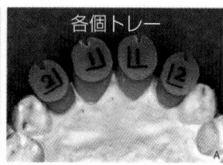
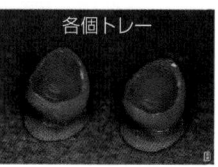

D 印象材の肉厚

・アンダーカットがある部位では厚くする
　（弾性ひずみを考慮する必要あり）
・アンダーカットがない部分（支台歯形成後）では
　薄くする（変形や収縮が少なくなる）

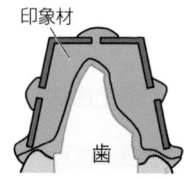

 CHECK! 弾性ひずみ，永久ひずみ

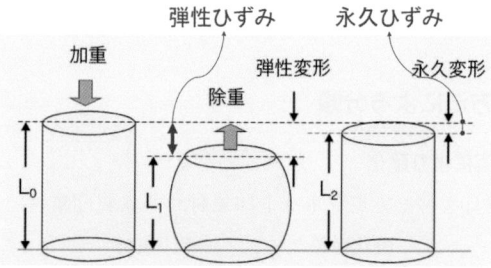

1）弾性ひずみ
　印象体に荷重を付加した際に，どの程度変形するか．
　※アンダーカット部の印象採得は，弾性ひずみがある程度大きい印象材
　　を使用することが望ましい．
2）永久ひずみ
　印象体に荷重を付加し，その後荷重を取り除いた後，どれだけ元の寸法
　に戻るか．永久ひずみは小さいことが望ましい．

Ⅰ. 弾性印象材

A アルジネート印象材

1) 組 成

成　分	役　割
水溶性のアルギン酸塩（12%） アルギン酸ナトリウム or アルギン酸カリウム石膏	主成分
硫酸カルシウム（12%）	アルギン酸塩の硬化剤
珪藻土（70%）	印象材の強度（ねばり強さ）
リン酸三ナトリウム（2%）	硬化反応調整剤（硬化時間の調整）

アルギン酸：コンブ，ワカメに代表される褐藻類に特有な天然多糖類で，食物繊維の一種である．ほかに，紅藻などにも含まれる．

2) 硬化反応

石膏（CaSO₄）と反応

水溶性アルギン酸塩＋カルシウム→不溶性アルギン酸カルシウムの形成

硬化に**カルボキシ基**（−COO）が関与する．

3) 特 性

長　　所	短　　所
操作性に優れる	経時的寸法変化が大きい（寸法安定性に劣る）
硬化が速い（練和水の温度で調節）	細部再現性に劣る
アンダーカット部の印象が可能（弾性ひずみが大）	永久ひずみが大きい
親水性である	弾性回復が遅い（ゆっくりである）
安価である	強度が不足
	石膏模型表面があれる

B 寒天印象材

1) 組 成

寒天（ガラクトース）*	8〜15%	主成分
硫酸カリウム	1〜2%	石膏の硬化促進
		石膏表面あれの防止
水	70〜85%	寒天の溶媒

*テングサなどの紅藻類から抽出される天然の鎖状高分子

テングサ：トコロテンや寒天の原料となる海藻

2) 硬化反応

　加熱によりゾル化して流動性を示し，冷却によってゲル化し，熱可塑性を有する.

　寒天印象材を90℃以上に加温するとコロイド粒子の分子活動が活発となり，水分を引き寄せて膨潤し，ゾル状態を示す. この状態は65℃付近まで下げても維持されるが，40℃以下になるとゲル化する.

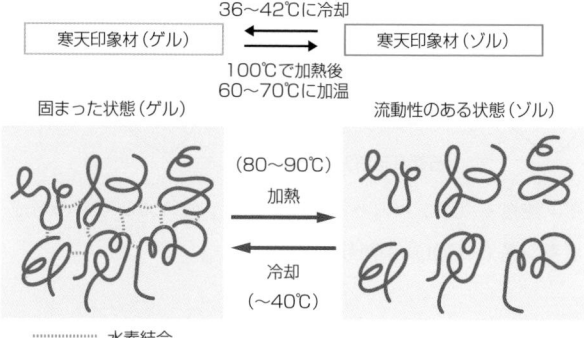

3) 寒天コンディショナー

寒天印象材の加温は，旧来は左写真の機器で行っていたが，現在は，電源ONにより適温状態を維持できる機器（右写真）が応用されている．完全にゾル化した後は約60℃で維持・貯蔵される．

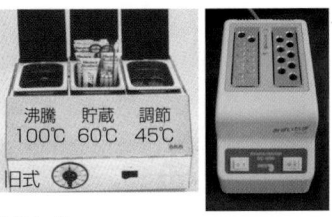

4) 寒天印象材の特性

長　所	短　所
流動性に優れる	硬化後の強度が弱い
細部再現性に優れる	経時的寸法安定性が悪い
弾性回復がよい（速い）	石膏模型の表面があれやすい
練和の必要がなく，材質が均一である	熱による歯髄刺激性に留意する必要がある
親水性である	ゾル化には専用装置が必要である

C 付加型シリコーンゴム印象材（ビニルシリコーンゴム）

1) 組　成

基　材	ポリジメチルシロキサン
反応剤	ポリジメチルシロキサン
触　媒	白金系触媒（塩化白金酸）

2) 硬化反応

末端に活性水素（SiH基），もう片方の末端にビニル基（$CH_2 = CH-$）

3)特 性

・硬化後の**経時的寸法変化が小さい**（寸法安定性に優れる）

・硬化が速い

・永久ひずみが印象材中最も小さい

・弾性ひずみが小さい

・温度の影響を受けやすい

・硬化時に水素ガスを発生することもある（石膏に気泡の混入）

・ラテックスグローブ，未重合モノマーとの接触で硬化が阻害される

D 縮合型シリコーンゴム印象材

1)組 成

基　材	ポリジメチルシロキサン
反応剤	エチルシリケート
触　媒	有機金属化合物（カプリル酸スズ）

2)硬化反応

3)特 性

長　　所	短　　所
・適度な弾性ひずみを有している ・永久ひずみが小さい ・弾性回復が速い	・硬化時に副産物（アルコール）を放出 　（寸法安定性に劣る） ・保存性が低い

E ポリエーテルゴム印象材

1) 組　成

基　材	ポリエーテル
反応促進剤	パラトルエンスルホン酸メチル

2) 硬化反応

3) 特　性

・硬化時の経時的寸法変化が小さい（寸法安定性に優れる）

・永久ひずみが小さい

・弾性ひずみが小さい

・吸水性を有する（親水性である）

　　：アルジネート，寒天印象材同様に吸水により膨張する

F ポリサルファイドゴム印象材

1) 組　成

基　材	チオコールゴムLP2（主成分） 酸化亜鉛，硫酸カルシウム，二酸化チタン
反応促進剤 （キャタリスト， アクセレータ）	二酸化鉛（主成分） イオウ，油 脱水縮合反応

2) 硬化反応

両末端にメルカプト基（チオール基ともよぶ）[SH基]

活性酸素による脱水縮合

$$HS-(R-S-S)_{23}-R-SH \ + \ HS-(R-S-S)_{23}-R-SH$$

$$O$$

$$\downarrow$$

水

$$-S-(R-S-S)_{23}-R-S-S-(R-S-S)_{23}-R-S-\oplus \boxed{H_2O}$$

反応副産物
（反応生成物）

PbO による脱水縮合

$$HS-(R-S-S)_{23}-R-SH \ + \ HS-(R-S-S)_{23}-R-SH$$

$$PbO$$

$$\downarrow$$

$$-S-(R-S-S)_{23}-R-S-Pb-S-(R-S-S)_{23}-R-S- \ + \ H_2O$$

$$\downarrow \ S \ により$$

$$-S-(R-S-S)_{23}-R-S-S-(R-S-S)_{23}-R-S- \ + \ PbS$$

3) 特　性

・反応副産物として水を放出する（寸法安定性に劣る）

・硬化が緩やかで，最終硬化時間が長い

・永久ひずみが大きい（ゴム質印象材のなかで）

・弾性回復が遅い

・歯科用合金と接着しやすい（イオウの影響）

・特有の臭い（成分にイオウを含む）

・手や布地に付着すると落ちにくい

Ⅱ. 非弾性印象材

A モデリングコンパウンド

インプレッションコンパウンドともよぶ.

1) 組 成

天然 (カウリ) 樹脂	40%	
硬質ワックス	7%	
ステアリン酸	4%	可塑剤
フィラー	50%	

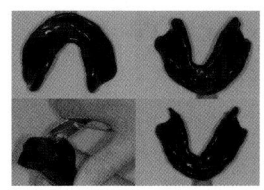

2) 特 性

・約60℃で軟化

・45℃で口腔内圧接

・口腔内温度37℃で硬化

・口腔内から撤去すると, 即時に0.3%収縮する

・ワックス同様に, 熱伝導性が低い

B 酸化亜鉛ユージノール

Chapter 9参照.

C 印象用石膏・印象用ワックス

Chapter 4参照.

付. 印象用材料のポイント

1) 親水性の高い印象材 (印象採得後の薬液消毒の影響を受けやすい)

・アルジネート

・寒 天

・ポリエーテルゴム

2) 反応副産物の生成

・縮合型シリコーンゴム：アルコール

・ポリサルファイドゴム：水

3) 寸法安定性に優れる印象材

・付加型シリコーンゴム

・ポリエーテルゴム

4) 弾性ひずみ

（1）小さい印象材

・ポリエーテルゴム

・付加型シリコーンゴム

※非弾性印象材の弾性ひずみはゼロ

（2）大きい印象材

・アルジネート

・寒　天

・ポリサルファイド

5) 永久ひずみ

（1）小さい印象材

・付加型シリコーンゴム

（2）大きい印象材

・アルジネート

・寒　天

・ポリサルファイドゴム

6) 弾性回復*が遅い（劣る）印象材

・アルジネート

・ポリサルファイドゴム

> *一度変形を受けた材料が元に戻ろうと
> する時間

7) 各印象材の特徴

分　類	種　類	組　成	特　徴
水性コロイド印象材 （弾性）	アルジネート （不可逆性）	水溶性アルギン酸塩 （アルギン酸ナトリウム・カリウム） 石膏（硫酸カルシウム） 珪藻土 第3リン酸ナトリウム	操作が簡便 親水性 離漿 （寸法安定性劣） 弾性・永久ひずみ大 弾性回復遅い
	寒天 （可逆性，熱可塑性） ゾル・ゲル反応	寒天 （ガラクトース） 水（約70%） 硫酸カリウム	細部再現性 親水性 弾性回復速い 離漿 （寸法安定性劣） 強度不足 熱刺激
ゴム質印象材 （弾性）	付加型シリコーン （付加重合）	ポリジメチルシロキサン 触媒・塩化白金酸	寸法変化最小 永久ひずみ最小 疎水性
	縮合型シリコーン （縮合重合） 反応副産物 ：アルコール	ポリジメチルシロキサン エチルシリケート 触媒・カプリル酸スズ	硬化速い 寸法変化（ゴム質のなかでは大きい） 疎水性
	ポリエーテル （開環付加重合） 付加重合の1種	ポリエーテル 芳香族スルホン酸エステル	寸法変化小 ひずみ小 親水性（薬液消毒注意）
	ポリサルファイド （脱水縮合） 反応副産物：水	チオコールゴム 二酸化鉛	寸法変化中（ゴム質のなかで大） 硬化が遅い 弾性回復遅い 疎水性
インプレッションペースト （非弾性）	酸化亜鉛ユージノール	酸化亜鉛 ユージノール	刺激性（粘膜） キレート化合物生成による硬化
インプレッションコンパウンド （非弾性）	モデリングコンパウンド （熱可塑性）	カウリ樹脂 硬質ワックス	温度で粘度調整

Ⅲ. 機能印象材

粘膜調整材, ティッシュコンディショナーともよばれる.

1) アクリル系

粉末成分	液成分
ポリエチルメタクリレート (PEMA)	エタノール, 芳香族エステル (可塑剤として)

硬化反応：粉末成分と液成分を混合すると流動状態となり, 液成分の
エタノールが蒸発して失われることで硬化状態となる. 硬化は重合反応で
はない.

Chapter 4

模型用材料，ワックス

Check Point

・模型用材料の特徴を理解する．
・歯科用ワックスの用途と特徴を理解する．

I. 歯科用石膏

A 分　類

・化学名：硫酸カルシウム
・硫酸カルシウム（$CaSO_4$）の水和物

1) 半水石膏と二水石膏

各石膏粉末の製造法が異なり，物性も異なる．

(1) 半水石膏（硬化前の製品状態，粉末）

$CaSO_4 \cdot 1/2H_2O$

β型半水石膏，a型半水石膏がある．

(2) 二水石膏（硬化後の状態）

$CaSO_4 \cdot 2H_2O$

2) 普通石膏，硬質石膏，超硬質石膏

普通石膏	二水石膏を大気中で120〜130℃で焼成（乾式加熱）
硬質石膏	二水石膏を2気圧のオートクレーブ中で，120〜140℃で4〜5時間焼成（湿式加熱）
超硬質石膏	二水石膏をオートクレーブ中で減水剤添加，120〜140℃で4〜5時間焼成（湿式加熱）

B 混水比と諸性質

	普通石膏	硬質石膏	超硬質石膏
主成分	β型半水石膏	α型半水石膏	
混水比；W/P	0.40〜0.50	0.24〜0.26	0.20〜0.23
硬化時間（分）	15〜30	10〜15	約15
硬化時膨張率（%）	<0.3	0.2〜0.3	0〜0.20
ぬれ圧縮強さ（MPa）（1時間後）	<20	29〜49	49〜65
乾燥圧縮強さ（MPa）（1週間後）	20〜40	60〜130	90〜150

理論上の混水比：0.186（粉末100gに18.6mLの水）

C 硬化時間に影響する因子

	石膏製造時に起因するもの	使用条件に起因するもの
硬化促進	焼成不足による二水石膏の残存 焼成過度, 高温焼成による 無水石膏の生成 石膏の細かい粒度	練和速度が速く, 長い（長すぎると遅延の場合あり） 水温10〜40℃の範囲で高い 硬化した石膏（二水石膏）がラバーボールに付着
硬化遅延		混水比が大きい 印象材への血液の付着

硬化促進剤：塩化ナトリウム（5%前後の食塩水）, 硫酸塩（硫酸カリウム, 硫酸亜鉛）
硬化遅延剤：ホウ砂, クエン酸カリウム, コロイド

D 石膏の強さに影響する因子

- 石膏の種類：普通<硬質<超硬質
- 混水比（W/P）：小→大
- 乾燥度：90%以上で大
- 練和条件：過長・短→低下
      減圧下, 器械練和→大
- 硬化促進剤や遅延剤の使用：低下
- 気泡の存在：低下

模型用材料 ワックス

E 石膏の寸法変化（理論上）

　以下のように石膏は，理論的には硬化時に収縮するが，実際には膨張する．

	CaSO$_4$・1/2H$_2$O	+3/2H$_2$O	→CaSO$_4$・2H$_2$O
分子量	145.15	27.02	172.17
重量 (g)	100	18.6	118.6
密度 (g/cm^3)	2.75	1.00	2.32
体積 (cm^3)	36.4	18.6	51.1

模型用材料・ワックス

　　　　　　　　　　　　　　　55.0　　　　　　→ 51.1
　　　　　　　　　　　　　　　　　　　　　　　収　縮

F 石膏の硬化時膨張曲線

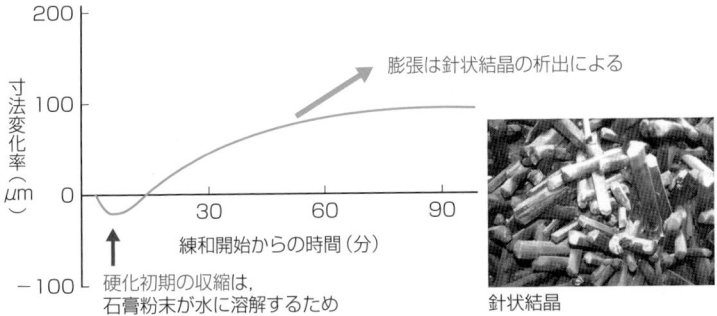

膨張は針状結晶の析出による

寸法変化率（μm）

練和開始からの時間（分）

硬化初期の収縮は，
石膏粉末が水に溶解するため

針状結晶

Ⅱ. 歯科用ワックス

1) 種類, 用途と主成分

種　類	用　途	主成分
インレーワックス	インレー, クラウン, ブリッジなどのワックスパターン	パラフィン
パラフィンワックス	義歯床の仮床, 咬合堤, ろう義歯	
シートワックス	鋳造床などのワックスパターン	
レディキャスティングワックス	パラタルバー, リンガルバー, クラスプなどのワックスパターン	
ユーティリティワックス	印象用トレー周縁の延長, 印象時のアンダーカット部の閉塞, 技工操作の補助	蜜ろう
スティッキーワックス	ろう付け時の仮着, 破折義歯修理時の仮着	

2) 基本組成

(1) 主成分

彫刻/成形成分.

・パラフィン：スティッキーワックス, ユーティリティワックスなどの技
　　　　　　　工関連ワックスは付着性, 粘りの強い蜜ろうが主成分.

(2) 添加成分

粘りを与える成分：蜜ろう, カルナウバワックス, ダンマー

3) 特　徴

・特定の温度で凝固しない

・金属のように融点が明確でなく, 凝固温度に範囲がある

軟化温度：インレーワックスでは, 約45〜60℃

インレーワックス軟化時では, 一定範囲内で, 好みにより変化させることが可能

Ⓐ インレーワックス

1) 性　質

・フロー（加圧短縮率）：加圧下での厚さの短縮率

	フロー			
	30℃	37℃	40℃	45℃
直接法用（タイプⅠ）	―	<1%	<20%	70〜90%
間接法用（タイプⅡ）	<1%	―	<50%	70〜90%

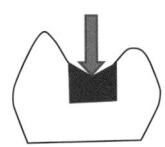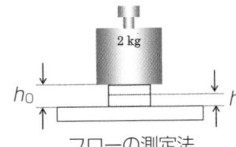

$$(h_0-h)/h_0\times100$$

フローの測定法

・ワックスパターン製作時に加圧によって窩洞や支台形態の細部までいきわたるだけのフローが必要であり，硬化後にはフローが少ないことが望ましい

2) 軟化圧接法

　ワックスの収縮変形が少なく，寸法精度に優れる．

　遠火で時間をかけてゆっくりと軟化する．

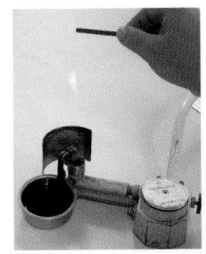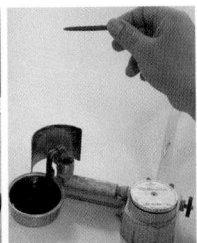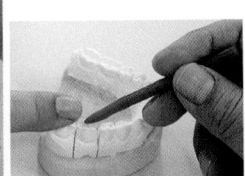
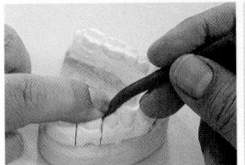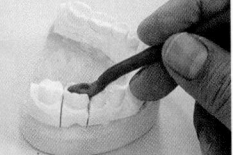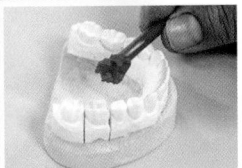

（コア歯科理工学，p.202）

模型用材料
ワックス

3) 溶融法（浸漬法）

盛り上げ法，圧接法に比べて硬化収縮が大きい（欠点）.

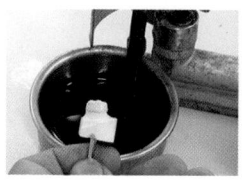 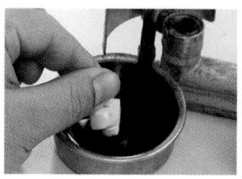 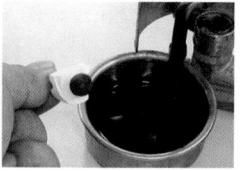

（コア歯科理工学，p.203）

模型用材料：
ワックス

4) 盛り上げ法

精度は圧接法に劣る.

操作が容易で内部ひずみも少ない.

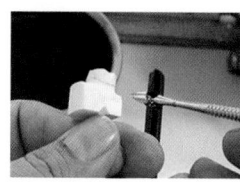 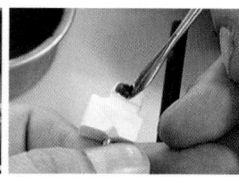

（コア歯科理工学，p.203）

5) 取り扱い上の注意

（1）加熱操作

・熱膨張，熱収縮が著しいので必要以上に加熱しない

・熱伝導が悪いので（特に軟化圧接時は）時間をかけて全体に熱を行き渡らせる

・揮発成分が失われるおそれがあるので過熱を避ける

（2）ワックスアップとパターンの保管

①内部応力発生原因

・成形（盛り上げ，浸漬，圧接）時の圧接，熱収縮

・彫刻時の圧力

②対　策

・適切な温度管理：熱収縮による応力発生の低減

・模型上での保持による応力緩和

Chapter 5
成形修復・予防填塞・歯内療法用材料

> **Check Point**
> ・成形修復・予防填塞・歯内療法用材料の成分を理解する.
> ・成形修復・予防填塞・歯内療法用材料の特徴を理解する.
> ・コンポジットレジンの構造を理解する.

Ⅰ. 成形修復用材料

A コンポジットレジン（CR）

1）組 成

	光重合型	化学重合型
マトリックスレジン	Bis-GMA, Bis-MEPP, UDMA	
希釈材	TEGDMA	
フィラー	シリカ，アルミナ，ケイ酸塩ガラス	
重合開始剤	カンファーキノン（CQ）	過酸化ベンゾイル（BPO）
重合促進剤（触媒）	ジメチルアミノエチルメタクリレート（DMAEMA）	ジメチルパラトルイジン（DMPT）
重合禁止剤	ブチル化ヒドロキシトルエン（BHT）	
顔料（色素）	―	

（1）マトリックスレジン

・多官能モノマー（官能基を2個以上有する）

・MMA（約100）の約5倍の分子量（Bis-GMA）

・粘稠性が高い，言い換えると流動性が低い
（特にBis-GMAは流動性が低いので，希釈モノマーとしてTEGDMAが希釈材として添加されている）

フィラー

マトリックスレジン

多官能モノマー（ジメタクリレート）

構造式の両末端にメタクリロイルオキシ基を有する.

メタクリロイルオキシ基

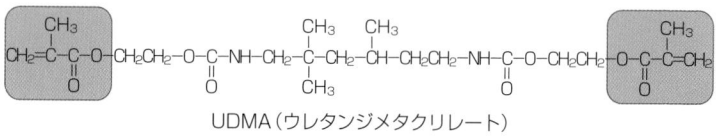

Bis-GMA（ビスフェノールＡジグリシジルメタクリレート）

Bis-MEPP

UDMA（ウレタンジメタクリレート）

予防・修復・成形
歯内療法用・塡塞
材料

（2）フィラー

① 使用される物質

・シリカ，アルミナ

・ケイ酸塩ガラス

　※最近ではジルコニアフィラーも存在

② 特　徴

・フィラー添加で熱膨張係数が小さくなる

・透明ないし半透明

・酸化バリウム，酸化ストロンチウムなどエックス線造影成分もフィラーに含有

・レジンと化学結合するためにγ-MPTSで表面処理

③ フィラーの役割 よくでる

　フィラー表面はシランカップリング剤で処理する.

　フィラーの含有量を多くすることにより，

・CR自体の強度が向上（引張強さ，圧縮強さの向上）する

・CRの熱膨張係数が下がる

・重合（硬化）収縮が小さくなる

・CR硬化体の吸水率が低下する

・CR硬化体の耐摩耗性が向上する

④ フィラーの表面処理

　レジン（マトリックス）と一体化させる（化学的に結合）ための処理で，コンポジットレジン製造工程で行われている．

　ガンマ-メタクリロイルオキシプロピルトリメトキシシラン（γ-MPTS，シランカップリング剤）などが用いられている．

γ-methacryloyloxypropyl trimethoxysilane（γ-MPTS）

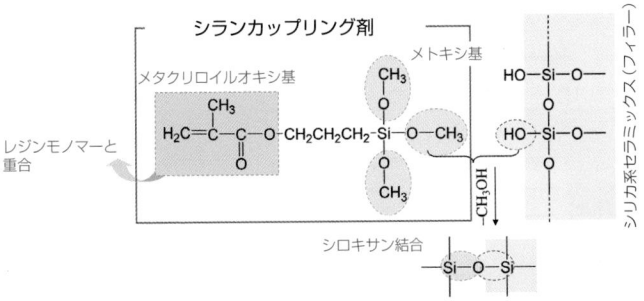

　分子鎖一端のメトキシ基が加水分解されてシラノール基となり，シリカ表面のシラノール基とシロキサン結合する．

2) フィラーの種類の違いによる分類

・従来型（マクロフィラー）：1〜60μm，不規則形状，60〜80mass％

・マイクロフィラー型：0.04μm，超微粒子，50〜60mass％

　MFR型（レジンを固めたものを粉砕）もマイクロフィラー型の一種

　　：研磨性がよく審美性に富むが，強度が低い

・ハイブリッド型：粒径の異なる数種類，フィラー間隙を小さく，90mass％

3) 重合方式の違いによる分類

（1）化学重合型

①重合開始剤

　過酸化ベンゾイル（BPO）

②促進剤

　第3級アミン：ジメチルパラトルイジン（DMPT）

（2）光重合型

①光に反応する重合開始剤

・カンファーキノン（CQ）（光増感剤，重合開始剤）

・第3級アミン：DMAEMA（還元剤，重合促進剤）

　470nmの波長の光を吸収し，アミン存在下でフリーラジカルを発生

②光の波長

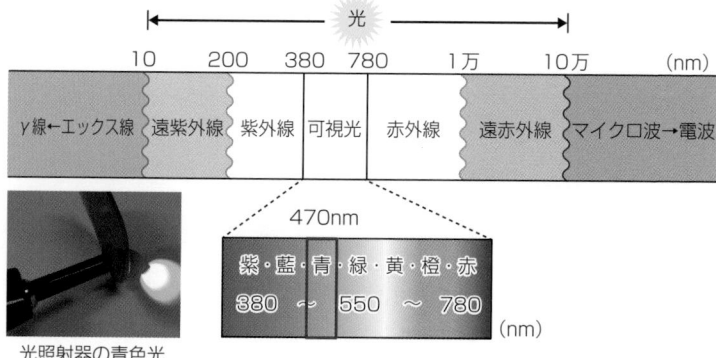

光照射器の青色光

③光重合型コンポジットレジンの重合に必要な光照射器

a. ハロゲンランプ

　370nm付近の紫外線の低波長から700nmまでの可視光線とそれ以上の赤外線を発光するが，フィルターで400～500nmの波長光に調節されている．発熱量が大きく，電球の冷却のため冷却ファンを必要とする．

b. LED（発光ダイオード）　よくでる

　電流を流すと発光する半導体素子．

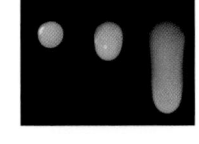

現在の主流. 小型, 軽量, 低消費電力, 低発熱, 長寿命. 重合に関与する波長光のみを発光するためフィルターを必要としない.

(3) デュアルキュア型

4) 低粘性コンポジットレジン（フロアブルコンポジットレジン）流動性を高くするための工夫

・マトリックスレジンに低粘性のレジンモノマーを配合する

・TEGDMA（希釈剤）の含有量を増加する

・フィラー量を少なくする

歯内療法用材料
予防・修復・
形成充塡・

B グラスアイオノマーセメント

1) 組　成

粉末成分	液成分
フルオロアルミノシリケートガラス SiO_2, Al_2O_3, CaF_2, Na_3AlF_6, AlF_3, $AlPO_4$	ポリカルボン酸　45% （ポリアクリル酸とイタコン酸などの共重合体） 酒石酸　5%（硬化時間の調整） 水　50%

2) 硬化反応

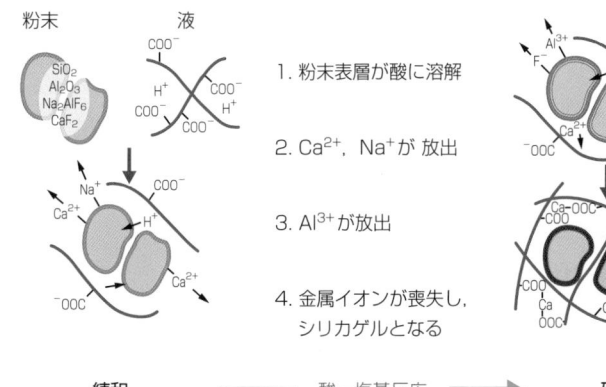

粉末　　　液

1. 粉末表層が酸に溶解

2. Ca^{2+}, Na^+ が放出

3. Al^{3+} が放出

4. 金属イオンが喪失し, シリカゲルとなる

練和　　　━━━ 酸－塩基反応 ━━━▶　　　硬化

3) 性　質

・硬化時間：初期硬化5分，以降も硬化反応継続

・感　水：初期硬化時に水分や唾液と接触すると白濁し，機械的性質が低下する

・溶解性：コンポジットレジンと比較して高い

・機械的性質：圧縮強さ170～230 MPa

・熱膨張係数：$10～13×10^{-6}/℃$（エナメル質に近似）

・歯髄為害性がない

・フッ素徐放性がある（徐放量は徐々に低下するが，フッ化物のリチャージが可能）

・天然歯に似た半透明性を有する

歯科予防填塞・成形修復・内療法用材料

4) 粉末粒径の比較

合着用は粉末粒径が小さく，均一（セメントの被膜厚さを薄くするため）.

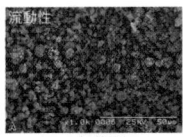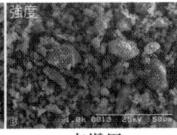

合着用　　　　　充填用

C レジン添加型グラスアイオノマーセメント

・グラスアイオノマーセメント（GIC）の改良版

・粉液あるいはペーストにレジン成分を添加

・液成分にHEMAを含有していることが特徴

・その他：多官能モノマー，重合開始剤・促進剤

1) 従来型GICの問題点

・硬化時の水分との接触：白濁，強度低下など

2) レジン添加型GICでの改良点

・レジンの重合反応も併用するタイプに変更

・光で硬化する様式に変更

・操作性の改善

・硬化時間の短縮（結果として感水を防止）

3) 性　質

(1) 硬化反応

酸-塩基反応＋光重合反応

レジンの重合反応が先に完了(従来型に比べ初期硬化が速い).

(2) 接着性

セメント自体の接着性は従来型より劣る. ただし, 前処理剤(ポリアクリル酸)使用により接着強さは高くなる.

(3) フッ素徐放性

レジン成分配合により, 従来型より低下.

D 歯科用アマルガム

水銀と他の金属粉の総称.

(1) 組　成(mass%)

従来型	高銅型
Ag 68~79, Sn 26~28, Cu3~4, Zn 0~1	Ag 60~72, Sn 18~27, Cu 10~13

(2) 性　質

研磨時の発熱に注意(注水で防止)

水銀蒸気の発生に注意(換気をよくする)

寸法変化：-0.1~+0.2%

圧縮強さ：300~600MPa

色調・耐食性に劣る

2) 機械的性質

	低銅型	高銅型
圧縮強さ(MPa)	350	450~500
引張強さ(ダイヤメトラル法, MPa)	60	50~60
クリープ(%)	2.0	0.1~0.4

48

CHECK! クリープとは？

一定の応力（弾性限以内）下で，時間とともにひずみ（変形）が増大していく現象．アマルガム硬化体の辺縁破折の目安となる．

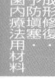

3) 取り扱い上の注意 よくでる ※保存系臨床実地

・耐熱性低い：60℃で水銀が融出

・熱の影響で強度低下：長時間の加熱に注意，研磨時には必ず冷却する（注水）

・換気をよくする

・除去の際はラバーダム防湿下，一塊状で

・切削屑は下水道に流さない

・切削屑は密閉容器に

Ⅱ. 予防塡塞用材料

A コンポジットレジン

本章Ⅰ. A 参照.

B グラスアイオノマーセメント

本章Ⅰ. B C 参照.

Ⅲ. 歯内療法用材料

A 根管充塡材

1) ガッタパーチャポイント

(1) 用　途

　根管充塡

(2) 組　成（%）　よくでる

ガッタパーチャ (イソプレンの重合体)	18〜20
酸化亜鉛	60〜75
ワックス, レジン	1〜4
重金属硫酸塩 (造影剤)	2〜17

B 仮封材, 裏層材, 覆髄材

　酸化亜鉛ユージノールセメント, EBAセメントについてはChapter 9
Ⅱ. を参照.

1) テンポラリーストッピング

(1) 成　分

・酸化亜鉛

・ガッタパーチャ

・パラフィン

・蜜ろう

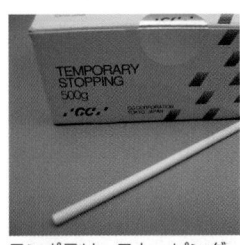

テンポラリーストッピング

(2) 性　質

・加熱により容易に軟化し粘着性を帯びる

・長期間, 根管消毒薬などの薬剤の漏洩を防
　止するには不適当である (封鎖性に劣る)

2) 水硬性セメント

(1) 成　分

・硫酸カルシウム

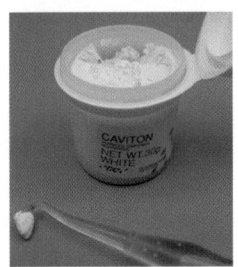

水硬性セメント

成形修復・・
予防塡塞材
歯内療法用材料

・ビニールポリマー

・硫酸亜鉛

・酸化亜鉛

(2) 性　質

・パテ状の仮封材

・辺縁封鎖性が良好

・室温で軟質

・空気中の湿気, 口腔内の唾液に触れると硬化

・硬化するのに**30分程度**(咬合圧を負荷しない)

3) レジン系仮封材の種類と組成

種　類	成　分
メチルメタクリレート系 化学重合型(粉液タイプ)	メチルメタクリレート(MMA) 第3級アミン
	ポリメチルメタクリレート(PMMA) 過酸化ベンゾイル(BPO)
コンポジットレジン系 光重合型(ペーストタイプ)	ウレタンジメタクリレート(UDMA) フィラー
	カンファーキノン(CQ) その他

C 裏層材

　グラスアイオノマーセメント, ポリカルボキシレートセメント, 酸化亜鉛ユージノールセメント, 接着性レジンセメントのほか, リン酸カルシウムセメントが応用される.

1) リン酸カルシウムセメント

・粉:α-リン酸三カルシウム

・液:ポリカルボン酸など

・粉液型, 1ペースト型がある

・修復象牙質の形成を促進

D 覆髄材

　裏層材と同様の材料が使用される．ほかには，水酸化カルシウム製剤，MTAセメントがある．

1) 水酸化カルシウム製剤

・水酸化カルシウム粉末を精製水で練和し，糊剤として用いる
・修復象牙質の形成を促進

2) MTAセメント

・ケイ酸カルシウム，硫酸カルシウムなどの無機成分のほか，造影剤成分を含有
・硬化後，強アルカリ性（殺菌作用が強い）
・修復象牙質の形成を促進

Chapter 6

歯冠修復・義歯用材料

歯冠修復・義歯用材料

Check Point

・歯冠修復・義歯用材料の種類を理解する.
・歯冠修復・義歯用材料の成分と特徴を理解する.
・レジン系材料の成形・加工法を使用機器と関連づけて理解する.
・セラミック材料の成形・加工法を使用機器と関連づけて理解する.

I. 高分子材料（レジンの成形技術・機器を含む）

A アクリルレジンの液と粉の組成

1）加熱重合型

液　部	粉　部
主成分：メチルメタクリレート（MMA） 重合禁止剤：ハイドロキノン 　　　　　　　（0.005～0.006%） 架橋剤：架橋性モノマー 　　　（EGDMA，エチレングリコール 　　　ジメタクリレートなど）	主成分：ポリメチルメタクリレート 　　　　（PMMA） 重合開始剤：過酸化ベンゾイル（BPO） 　　　　　　　（0.1～0.5%） 着色剤：無機顔料 　　　（ベンガラ，酸化チタンなど） その他：ナイロン，アクリル繊維など

（基礎歯科理工学，p.168）

2) 常温重合型

液　部	粉　部
主成分：メチルメタクリレート（MMA） 重合禁止剤：ハイドロキノン 　　　　　　（0.005〜0.006%） 架橋剤：架橋性モノマー（エチレングリ 　　　　コールジメタクリレートなど） 重合促進剤：第3級アミン （DMPT，ジメチルパラトルイジン）	主成分：ポリメチルメタクリレート 　　　　（PMMA） 重合開始剤：過酸化ベンゾイル（BPO） 　　　　　　（0.5〜3%） 着色剤：無機顔料 　　　　（ベンガラ，酸化チタンなど） その他：ナイロン，アクリル繊維など

（基礎歯科理工学，p.168）

CHECK!　メチルメタクリレート

Methylmethacrylate（MMA）

分子量：100　　　　密　度：0.94 g/cm³
融　点：−48℃　　　揮発性の液体
沸　点：約100℃　　水に不溶，強いエステル臭

```
H   CH₃
 \   |
  C＝C
 /   |
H    C＝O
     |
     O
     |
     CH₃
```

歯冠修復・
義歯用材料

CHECK!　エチレングリコールジメタクリレート　🎯 よくでる

架橋剤：MMA が重合して線状ポリマーへと成長する過程で線分子間を架橋し，網目状ポリマーをつくる成分

```
CH₃                      CH₃
 |                        |
H₂C＝C                    C＝CH₂
 |                        |
COO−CH₂−CH₂−OOC
```

EGDMA（Ethylene glycol dimethacrylate）
役割：機械的性質の向上

分子量：198

◍：MMA
◍—◍：架橋性モノマー
　　（例：EGDMA）

重合 → 網目状ポリマー

1) 加熱重合レジンの重合反応

・MMAの重合はラジカル重合による付加重合反応

・過酸化ベンゾイルが加熱により熱分解

・ベンゾイルオキシラジカル，フェニルラジカルを発生：MMAを活性化し重合を開始させる

①開始反応：フリーラジカルがモノマーを活性化

②成長反応：活性モノマーがモノマーを連鎖的に付加する反応

③停止反応：成長を続ける活性なポリマー鎖の反応は再結合反応などにより反応を停止する

2) 粉液混和物の状態変化

(1) 加熱重合型

・標準粉液比2〜2.5

・砂状→かゆ状→糸ひき状→餅状→ゴム状

　　　　　　　　　　└──型に填入するタイミング

・この変化は重合ではなく，ポリマー粉末がモノマー液で膨潤，溶解されゲル状化

(2) 常温重合型

・標準粉液比 1.5〜1.8；半液状

・砂状→泥(スラリー)状→ゴム状

　　　　　└──型に流し込むタイミング

・粘性が増加していく変化はポリマー粉末とモノマーの相互溶解であるが，最終的には粘稠状態から自発的に重合に移行する

CHECK! 粉液比(石膏の泥水比との違いに注意)

PMMA/MMAの比率

歯冠修復・
義歯用材料

3) 義歯床用アクリルレジンの加熱重合法

(1) 湿式 (最も一般的)

・水槽中で加熱

・70℃/1時間 (予備重合) → 100℃/30分間 (本重合)

・大きな重合発熱は予備重合中に起こり, 温度がモノマー沸点 (100.3℃) を超えることはない

(2) 乾　式

・ヒータープレスによる加熱

・フラスコの片面 (粘膜面側) から加熱

・粘膜面の重合が先行→良好な適合性

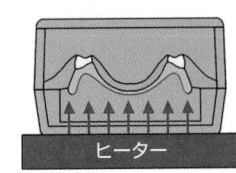

ヒーター

(3) マイクロ波重合

・電子レンジの加熱原理

・石膏の水分を加熱→鋳型全体が加熱される

・非金属のフラスコが必要

4) 予備重合を行う理由 (加熱重合型)

・予備重合の設定条件：60〜70℃で60分間

・重合熱によるレジン内部の温度を100℃ (モノマーの沸点) 以上にしない
　：気泡発生の原因

・重合開始剤の過酸化ベンゾイル (BPO) の活性化温度が60℃以上である

5) 常温重合型アクリルレジンの液 (MMA) と粉末 (PMMA) の混和

(1) 混和の目的

・型への注入に適した流動状態を得ること

・流動性が高すぎると型から漏れ, 低すぎると型への流し込みが困難. そこで, ポリマー粉末と混和して泥状 (スラリー状) に調製：注入操作性の向上

(2) 標準の粉/液比

・粉末1.5〜1.8g/液1.0g. 加熱重合型より流動性が良好

・粉/液比が小さいほど粘性が低い (流動性が高い)

56

6) 常温重合型アクリルレジンの重合

① スラリー状のMMA/PMMA混和物を，石膏（普通石膏）または印象材（寒天・シリコーンゴム）で製作した型に<u>流し込む</u>

・それなりの流動性が必要

② 常温で20～30分間重合する

・加圧下で，より重合度の高いレジンが成形される

・加温（40～50℃）すると，重合時間を短縮できる

③ 加熱重合型に比べ重合温度が低く，重合時間が短いため，重合度が低い

CHECK! 重合時の内部気泡の発生

・加熱重合型で顕著
・透明性（審美性）を損ねる
・機械的強度を低下させる

加熱重合レジンにおける内部気泡の発生原因とその対策

原　因	操作条件	防止対策
重合収縮	・急加熱による重合 ・モノマーの過多 ・餅状物の不均一	・60～70℃で徐々に加熱 ・乾熱重合器による片面加熱 ・適正な粉液比にする ・餅状化促進のための加温に注意
フラスコの加圧不足モノマーの沸騰	・フラスコの加圧不足 ・餅状前，ゴム状での塡入	・フラスコの加圧を十分に行う ・餅状での塡入 ・適正な試圧，塡入
空気の混入	・粉液混和の不適正 ・餅状物塡入の不適正 （分割塡入，糸引き状での塡入）	・振動させながら液に粉を加える ・餅状物の一塊塡入

歯冠修復・義歯用材料

加熱重合型	常温重合型（流し込み）
重合時の温度が高い	重合時の温度は室温から40〜50℃程度
BPOが活性化される60〜70℃以上（湿式法）	第3級アミンの還元作用で，BPOは常温でもラジカル発生
重合度（率）が常温重合型よりも高い	重合度（率）が加熱重合型よりも低い
重合体の分子量が大きい：高い強度，残留モノマーが少ない	重合体の分子量が小さい：強度に劣る
重合収縮が著しい：適合不良	重合収縮が少ない：適合性が良好

1) 残留モノマー（未反応モノマー）

① 常温重合型で顕著

② 重合率は100%に届かない：残留モノマー

・加熱重合型：0.2〜0.5%

・常温重合型：3〜5%

③ 残留モノマーが多くなる原因

・加熱温度が低すぎる　⎫
・加熱時間が短すぎる　⎬ 加熱重合型

・粉液混合物中のモノマーの量が多い：常温重合型で顕著

④ 残留モノマーの影響

・生体刺激：炎症，アレルギー

・機械的性質の低下

⑤ 残留モノマーの除去

・製作した義歯床を水中に保存：モノマー溶出・除去

2) 吸水性

(1) アクリルレジンの吸水性

・吸水量：約2%

(2) 吸水の影響

・レジン内への侵入：強度低下

・吸水膨張：0.1〜0.2%（線膨張率）

・重合収縮の補償：完成後の義歯は水中保管（乾燥厳禁）

・色調の変化（暗色化）

(3) 残留モノマーの溶出

・製作義歯床の水中保管で未反応モノマーを溶出

3) 化学的性質

・常温では，酸・アルカリに強い

・希硫酸，塩酸，硝酸，水酸化ナトリウム溶液，次亜塩素酸ナトリウム，アンモニア水中で不溶

・有機溶媒に溶ける（モノマー，エーテル，クロロホルム，アセトン）

・エタノールには溶けないが，表面への塗布によりクラックを生じる

4) 物性の比較

諸性質	加熱重合レジン	常温重合レジン（流し込みレジン）
PMMA（粉末）の平均分子量	大きい（30〜80万）	小さい（約40万）
PMMA（粉末）の粒子径	大きい（30〜80μm）	小さい（25〜50μm）
液への促進剤の添加	な し	あり（第3級アミン）
粉液比	大きい（液量が少ない）	小さい（液量が多い）
重合開始機構	熱によるBPOの分解	第3級アミンによるBPOの分解
重合反応	ラジカル重合	ラジカル重合
硬化したレジンの分子量	大きい	小さい
未反応モノマー	少ない（0.2〜0.5%）	多い（3〜5%）
為害作用	少ない	多 い
硬化時の収縮（寸法変化）	大きい（0.3〜0.5%）	小さい（0.2%）
適合性	やや不良	良 好
機械的性質	良 好	やや不良
耐変色性	良 好	やや不良

重合時の理論的体積収縮率：約7%

D ポリスルホン，ポリカーボネート

・加熱/加圧/射出成形法

・加熱で軟化（溶融）したポリマーの冷却硬化：非重合（**重合を伴わない**）

・加熱で流動化したポリマーをプレス成形または射出成形

歯冠修復・義歯用材料

1）加熱成形床用レジン

・ガラス転移点の高い熱可塑性ポリマー

2）床の成形法

（1）射出成形

①材料の形状

・ペレット（粒状）

②流動化

・ペレットの加熱溶融：約280℃

③成　形

・射出機による射出成形

・20MPa 以上の射出圧

④硬　化

・冷却による凝固

歯冠修復・
義歯用材料

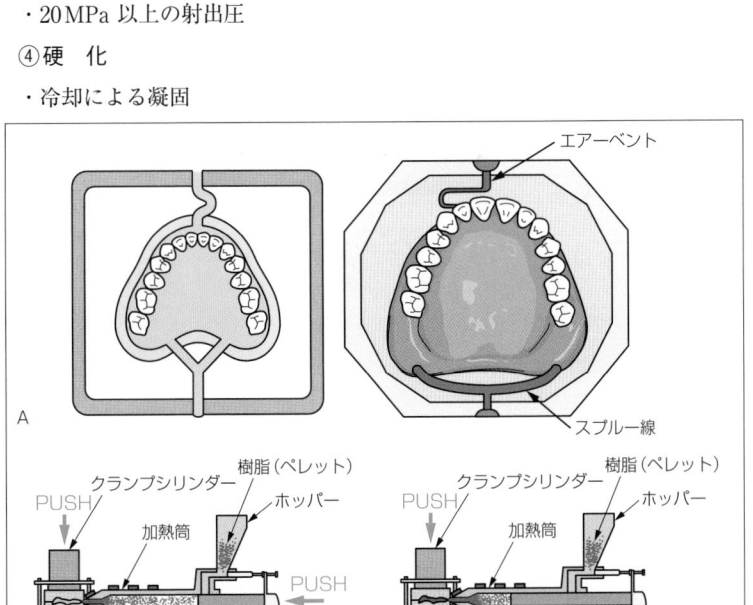

射出成形
B：ヒーターでレジンの屑塊を軟化して流動性をもたせる.
C：シリンダーから圧力をかけて軟化レジンを押し込む.

（基礎歯科理工学，p.180）

（2）圧縮成形

① 材料の形状

・シート

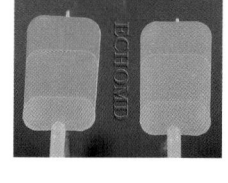

② 流動化

・シートの加熱軟化：約240℃

③ 成　形

・プレス機による圧縮成形

・0.4～0.45 MPa

④ 硬　化

・冷却による凝固

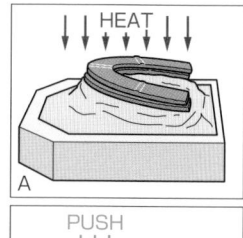
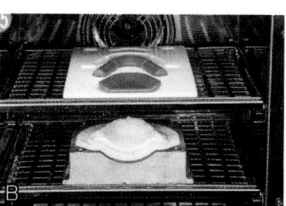
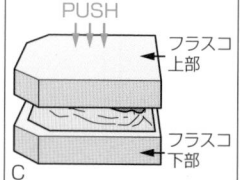
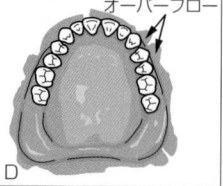
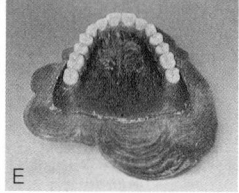

加熱圧縮成形

A：ポリエーテルスルフォン樹脂（PES）床材の加熱・軟化（380℃で約2分間）. B：プリフォームとフラスコを別に加熱する. C：圧縮形成. フラスコ上部をあわせ圧縮する. D：多めに盛り, 必ずオーバーフローをさせる. E：実際の成形物. はみ出たバリを除去する. 　　　　　　　　　　　　　　　　　　　　　　　　　　　　（基礎歯科理工学, p.179）

3）アクリルレジンと比較した加熱成形レジンの利点

・**非重合性**のため, 重合収縮の問題がない重合済のレジンのペレットまたはシートを用いるため**耐衝撃性に優れる**

・**吸水性が低い**

・汚れが付着しにくい

4) アクリルレジンと比較した加熱成形レジンの欠点

① 人工歯との結合性が低い

・接着性に劣る

・熱収縮性の違い：ひび割れの原因

② 大掛かりな装置が必要で製作コストが高い

・加熱炉（乾燥，溶融）

・圧縮成形機

③ 熱収縮が大きい：適合性の問題

Ⅱ．セラミックス（セラミックの成形技術を含む）

A セラミックス系歯冠修復材料

1) 成分による分類

① 長石質陶材（金属焼付用陶材）

・長石（60～90%）を主成分

・最も一般的な陶材（ポーセレンともよばれる）

② ニューセラミック（製作法がさまざま）

・二ケイ酸リチウム

・アルミナ

・ジルコニア

2) 焼成温度による分類

・高融陶材　1,250℃ 以上

　人工陶歯

・中融陶材　1,100～1,250℃

・低融陶材　800～1,100℃

　陶材焼付金属冠，オールセラミックス，ラミネートベニア，陶材イン

　レーに用いるのは低融陶材

3) 使用目的，用途による分類

・金属焼付用陶材

・人工歯用陶材（陶歯）

・陶材冠用陶材（ジャケットクラウン用）

・ラミネートベニア用陶材

・オールセラミックス用陶材

・陶材インレー用陶材

広義には，ある意味すべて
オールセラミックス

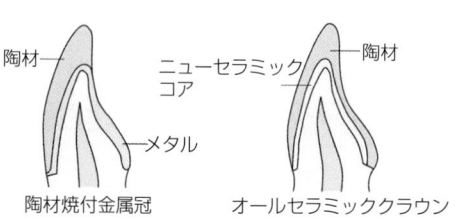

陶材焼付金属冠 　オールセラミッククラウン 　ラミネートベニア

4) 色調による分類

・オペーク：不透明陶材 　　　・インサイザル：切縁色

・デンティン，ボディ：象牙色 　・ステイン：着色

・エナメル：エナメル色 　　　・グレーズ：光沢

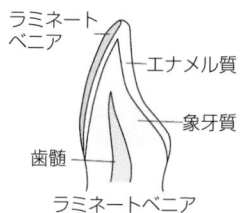

陶材焼付鋳造冠 　　　　　オールセラミッククラウン

B 歯科用陶材の構成成分：長石，石英，陶土

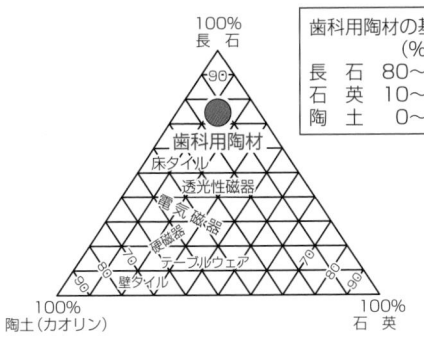

歯科用陶材には，透明性が要求されるので，長石が多く含まれる.

1) 長石：$K_2O \cdot Al_2O_3 \cdot 6SiO_2$

・透明性の向上

・歯科用陶材の主成分

・990℃以上で融解し始め，1,150℃以上で液相とリューサイトの2相に分解する

2) 石英：SiO_2

・陶材の骨組みとなる（強度に関連）

・多くすると透明性が低下する.　5%添加：変化なし

　　　　　　　　　　　　　　　10%添加：透明性低下

　　　　　　　　　　　　　　　30%添加：透明性なし

3) 陶土（カオリン）：$Al_2O_3 \cdot 2SiO_2 \cdot 2H_2O$

・成形性をよくする

・透明性は低下するので（5%以下の添加），一般の焼物では50%以上添加

4) フラックス

・焼成温度を下げる

・ホウ砂，炭酸ナトリウム，酸化ナトリウムなど

5) 着色剤

・色の調整

・酸化チタン，酸化スズ，酸化コバルトなど

6) 歯科用陶材の成分と役割

組　成	化学式	役割，特徴
長　石	$K_2O \cdot Al_2O_3 \cdot 6SiOl_2$ $Na_2O \cdot Al_2O_3 \cdot 6SiOl_2$	主成分，透明性を与える．融点1,170℃
石　英	SiO_2	陶材の骨組，強度を増す．透明性低下
陶　土	$Al_2O_3 \cdot 2SiO_2 \cdot 2H_2O$	成形性をよくする．透明性低下
アルミナ	Al_2O_3	強度を増す，不透明，コア陶材用
フラックス	ホウ砂 ($Na_2B_4O_7$) ホウ酸 (H_2BO_4) 炭酸ナトリウム (Na_2CO_3) 炭酸カリウム (K_2CO_3) 炭酸カルシウム ($CaCO_3$) 酸化ナトリウム (Na_2O) 酸化カリウム (K_2O) など	焼成温度を下げる （熱膨張係数を上げる）
着色材	金属酸化物	白黄色：酸化チタン，酸化スズ 黄赤色：酸化チタンと酸化鉄の混合物 紅色：リン酸マンガン 青色：酸化コバルト

歯冠修復・義歯用材料

C 陶材粉末の製造工程

原料（長石,石英,陶土など）→配合→
溶融→熱処理（リューサイトの生成）→
粉砕（20〜50 μm）→調合→製品

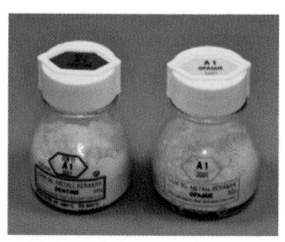

CHECK!　リューサイトとは？

・長石を加熱することで生成される
・透明性を有し，熱膨張係数が大きい
・陶材の機械的性質向上

1）化学組成

商品 組成	A			B			C		
	オペーク	デンティン	エナメル	オペーク	デンティン	エナメル	オペーク	デンティン	エナメル
SiO_2	53.13	62.71	63.21	51.32	61.20	63.00	50.73	61.71	64.25
Al_2O_3	14.92	12.97	13.15	11.23	12.95	13.19	17.17	17.32	16.18
K_2O	8.66	7.61	8.34	7.03	9.42	9.28	8.62	9.66	8.86
Na_2O	4.97	5.21	5.40	3.22	6.80	6.73	6.02	5.91	6.02
BaO	5.76	3.49	3.73	2.62	—	—	—	—	—
CaO	0.057	0.076	0.33	0.061	—	—	0.07	0.07	0.08
MgO	0.08	0.24	0.28	5.44	5.98	7.43	—	—	—
B_2O_3	2.13	1.50	1.16	—	—	—	4.29	4.29	3.05
SnO_2	0.51	—	—	10.75	0.51	—	7.99	—	—
In_2O_3	0.51	—	—	—	—	—	—	—	—
Li_2O	—	—	—	1.25	1.14	1.08	—	—	—
ZrO_2	—	—	—	5.77	—	—	—	—	—
Fe_2O_3	0.056	0.052	0.065	0.056	—	—	—	—	—
TiO_2	3.33	1.65	1.64	0.25	—	—	3.92	—	—

K_2O, Na_2O：熱膨張係数を大きくする
SnO_2, In_2O_3, ZrO_2, TiO_2：金属色の遮蔽
SnO_2, In_2O_3, Fe_2O_3：金属との結合

2）特　徴

①金属と結合する（SnO_2, In_2O_3, Fe_2O_3）

　金属とのぬれを向上させる.

②熱膨張係数が金属と近似している（合金より1×10^{-6}/℃小さいことが
理想）

　合金の熱膨張係数に近づけるため，陶材内に熱膨張係数の大きい
リューサイト結晶を析出させる.

③オペーク陶材によって金属色を遮断できる

　（天然歯色が再現できる）

④低溶陶材に分類される（最終焼成温度

　900～1,000℃）

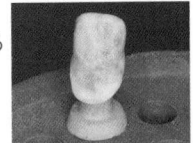

オペーク陶材による金属色の遮断

E 陶材焼付金属冠

1) 構　造

エナメル陶材 ┐ 審美性
デンティン陶材 ┘（半透明性）

オペーク陶材 ── 金属色の遮断
合金との結合

鋳造冠 ┐
（メタルフレーム）┘ 強度
歯（象牙質）

2) 焼付用金属の所要性質

① 融点が1,100℃程度

陶材焼成時に金属が溶融しない温度（陶材の融点より200℃程度高い）

② 陶材と焼き付く

（Sn, In, Feの添加）

③ 熱膨張率が陶材よりわずかに大きい

④ 鋳造性に優れている

F 陶材焼付用合金

1) 貴金属系合金　融点：1,100〜1,300℃

焼付用金合金（タイプ4金合金と組成が異なる）

焼付用金合金は，銅を含まない（陶材の色調に悪影響）

高カラット金合金，低カラット金合金

国試では，陶材焼付用金合金として出題される

2) 卑金属系合金

コバルトクロム合金（融点：1,200〜1,400℃）

3) 種類と組成

陶材焼付用金合金の組成（mass%）

種　類	Au	Pt	Pd	Ag	Sn	In	その他
高カラット金合金	77〜88	4〜12	1〜11	0〜3	0〜4	0〜4	Fe, Ir
低カラット金合金	45〜60	1〜10	19〜47	1〜18	0〜9	0〜9	Fe, Ir

歯冠修復・義歯用材料

陶材焼付用金合金の諸性質

種　類	硬さ（HV）	引張強さ（MPa）	伸び（%）	溶融温度（℃）
高カラット金合金	106〜200	320〜700	3〜13	1,070〜1,200
低カラット金合金	90〜206	450〜700	3〜13	1,230〜1,350

・陶材焼付用金合金の代表例：Au-Pt＞90%

　（例：86.5Au-8.0Pd-4.0Pt-0.6Ag-In, Sn）

・他にもあるが，陶材焼付用金合金が最も重要

Ｇ　陶材焼付用金合金と鋳造用金合金の比較

		Au	Pt	Pd	Ag	Cu	Other
陶材焼付用金合金	高カラット	75-85	4-10	5-10	＜1		Sn, In, Fe
	低カラット	49-51		25-35	12-15		Sn, In, Ir
鋳造用	タイプ1	83-88	0-1		7-12	3-5	
	タイプ4	67-70	2-4	3-4	8-11	12-16	Zn

Au：主成分
単独では強度が小さい
融点（1,064℃）が低すぎる
Pt：Auに添加することで，融点が上昇し，
熱膨張係数を小さくする
Pd：Ptに似た性質，白色化効果大
Ag：銅同様に，陶材の色調に影響するので，少量しか添加されない
Sn, In, Fe：陶材との結合に関与，ディギャッシングにより酸化膜形成，陶材とのぬれ，
化学的向上に関与
Ir：結晶粒微細化による合金強化

鋳造用金合金との比較
・Pt，Pdが多い
・In，Sn，Feなどが添加されている
・Cuが添加されていない

Ｈ　金属と陶材の結合

1）熱膨張係数の比較

熱膨張係数（10^{-6}/℃）

長石質陶材　6〜8

焼付用陶材　約13

焼付用金属　約14

熱膨張・収縮の差が大きすぎると，界面での剝離，陶材の亀裂発生

鋳造用金属　熱膨張係数：陶材≦金属　よくでる

（例：タイプ4金合金）

2）陶材焼付面の前処理

① サンドブラスト処理

② 酸処理

　以前はフッ化水素酸溶液を使用していたが，危険性が高く，近年では利用されない．

　金属表面の清浄化，埋没材など不純物の除去．

③ ディギャッシング（酸化処理）

　陶材焼成温度よりやや高い温度（1,000〜1,050℃）で，10〜15分電気炉内（減圧下）で真空加熱

　Sn, In, Fe などの酸化膜の形成

▮ 陶材と合金の結合機構

1）化学的結合（ディギャッシング）

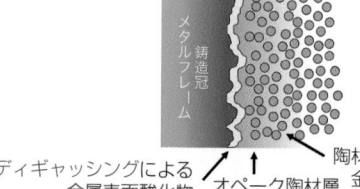

ディギャッシングによる
金属表面酸化物
SnO₂, In₂O₃, Fe₂O₃

オペーク陶材層
SnO₂, In₂O₃, Fe₂O₃

陶材粉末
金属酸化物

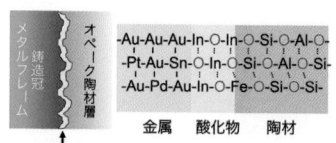

-Au-Au-Au-In-○-In-○-Si-○-Al-○-
-Pt-Au-Sn-○-In-○-Si-○-Al-○-Si-
-Au-Pd-Au-In-○-Fe-○-Si-○-Si-

金属　酸化物　陶材

表面酸化物
SnO₂, In₂O₃, Fe₂O₃

共通成分の相互拡散

2) 機械的結合（サンドブラスト）

　合金表面に適当な粗糙面のアンダーカット部に陶材を進入させ，嵌合力などによって得られる力.

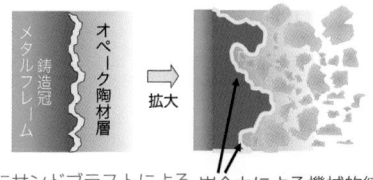

おもにサンドブラストによる　嵌合力による機械的結合

3) 圧縮応力による結合（熱膨張係数）

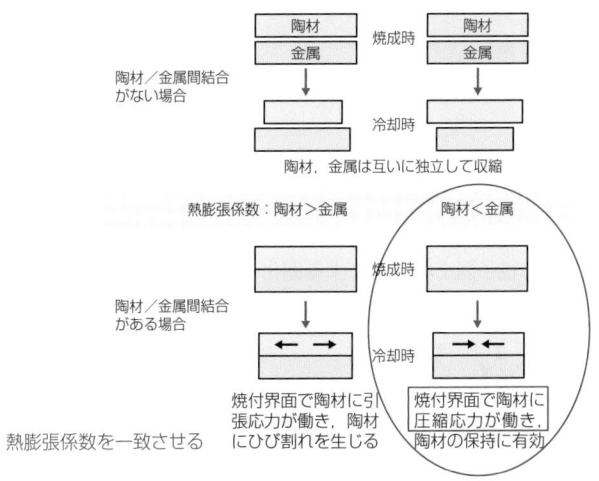

陶材の熱膨張係数が金属よりわずかに小さい

陶材／金属間結合がない場合

焼成時

冷却時

陶材，金属は互いに独立して収縮

熱膨張係数：陶材＞金属　　　陶材＜金属

陶材／金属間結合がある場合

焼成時

冷却時

焼付界面で陶材に引張応力が働き，陶材にひび割れを生じる

焼付界面で陶材に圧縮応力が働き，陶材の保持に有効

熱膨張係数を一致させる

4) ファンデルワールス力による結合（ぬれ性）

　酸化膜の存在で陶材のぬれが向上し，合金に密着して陶材を焼成できれば，分子と分子はより近接する.

J 陶材の成形方法

1) 練　和：陶材粉末を水でペースト状に練和

2) 築　盛：コアまたはフレーム上で目的の形状に成形

練和
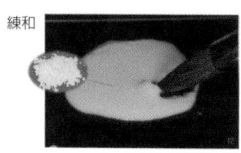

築盛
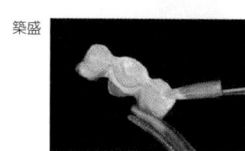

3) コンデンス：緻密化と余剰水分，内部気泡の除去

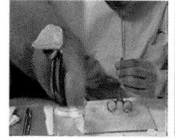

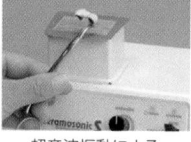

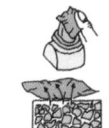

築盛陶材内の
水分の除去

要は，水抜き

超音波振動による
コンデンス

軽い振動を与
え，粒子を密
に充填する

吸水性の布など
で表面の水分を
除去し，表面張
力によって粒子
がくっつき合う

スパチュラ法によるコンデンス

4) 焼　成：陶材粒子同士の焼結による固化

水と混和直後のペースト状陶材泥

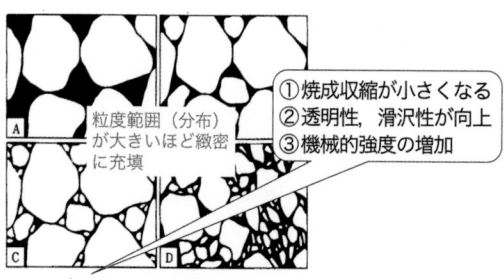

粒度範囲（分布）
が大きいほど緻密
に充填

①焼成収縮が小さくなる
②透明性，滑沢性が向上
③機械的強度の増加

コンデンスによる陶材粉末と空隙率

歯冠修復・
義歯用材料

600℃くらいから焼成温度まで50℃/分程度で昇温

1. 低温素焼（大気焼成）：乾燥，粒子の軟化
2. 中温素焼（真空焼成）：粒子の流動と凝集，著しい収縮，5〜10分係留，気泡除去
3. 高温素焼（大気焼成）：陶材焼成温度で5〜10分保持 —— ・釉薬＋再焼成
4. 仕上焼成（大気焼成）：表面を滑沢に；つや出し ⟶ ・表層の融解
5. 冷却：徐冷（急冷はひび発生の原因） ・グレージング

陶材の焼成

歯冠修復・
義歯用材料

CHECK! 真空（減圧）焼成の目的

・透明性の向上
・気泡発生の防止

CHECK! 焼成収縮

1. 原 因
・コンデンス後の築盛体内の水分蒸発
・陶材粒子同士の融合
　粒子間空隙の消滅→32〜37％の体積収縮

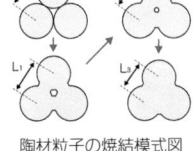

陶材粒子の焼結模式図
（粒子間距離：$L_0>L_1>L_2>L_3$）

2. 対 策
・焼成収縮を見越して大きめに築盛する
・コンデンスを確実に行う
・粒度の異なる陶材粒子の配合で，収縮の原因
　となる空隙を減らす

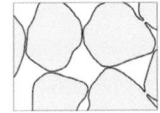 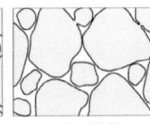 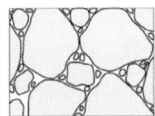 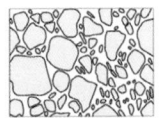

粒径が均一　　　　　2種の粒径　　　　　3種の粒径　　　　　多種の粒径
（空隙率約45％）　（空隙率25％）　（空隙率約22％）　（空隙率約22％）

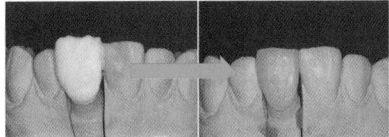

陶材の焼成収縮

Ⅲ. ニューセラミック

A 成分による分類

① ガラスセラミックス（結晶化ガラス）

　　リューサイト強化型ガラス，二ケイ酸リチウム

　　ガラスの中に意図的に結晶を析出させ，強さの向上を図ったもの

　　加熱・加圧成形，CAD/CAM法

② ガラス浸潤多孔質焼結体セラミックス

③ 高密度半焼結体セラミックス

　　ジルコニア，アルミナ，アルミナ・ジルコニア

　　ジルコニア焼結体は硬いので，半焼結体をCAD/CAMで加工後に焼結する．その後，陶材をジルコニアに前装する．

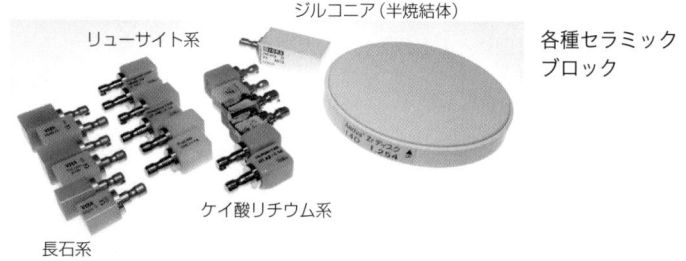

リューサイト系

ジルコニア（半焼結体）

ケイ酸リチウム系

長石系

各種セラミックブロック

1）ガラスセラミックス

・リューサイト結晶分散，二ケイ酸リチウム

・ガラスの中に意図的に結晶を析出させ，強さの向上を図ったもの

・加熱・加圧成形（射出成形），CAD/CAM法

2）アルミナ

　　長石質陶材にアルミナ（酸化アルミニウム：Al_2O_3）を添加すると，陶材は白濁して透明度が低下するが，強度は増加する．アルミナの含有量を増加させたものをアルミナス陶材とよび，全部陶材冠（ジャケット冠）を製作する場合のコア部に用いられる．現在は，ほとんど使用されない．

3) ジルコニア

　オールセラミックス修復材料に使用される材料で，高密度半焼結体（ブロック）をCAD/CAM法により切削する．修復物すべてを製作するのではなく，セラミックコアを製作し，その後，前装用陶材を築盛する．

　近年では，フルカントゥアセラミックスとよばれるオールジルコニアも出現しつつある．

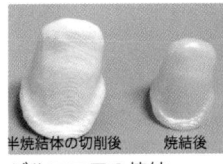 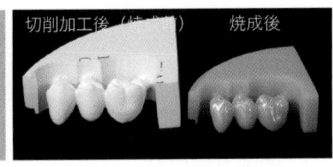

半焼結体の切削後　　焼結後　　切削加工後（焼結前）　　焼成後

ジルコニアの焼結
ジルコニアの完全焼結体は機械的強度が高く，切削効率が低いので，半焼結状態のブロックを切削加工後，焼結を行う．その際に約40%の体積収縮を伴う．

B 成形加工法による分類

・耐火模型用セラミックス　　・加圧成形用セラミックス
・鋳造成形用セラミックス　　・CAD/CAM用セラミックス

C 修復装置による分類

・コア用セラミックス
・レイヤリング（前装）セラミックス
・フルカントゥアセラミックス

長石質陶材とジルコニアの機械的性質

	長石質陶材	ジルコニア
ビッカース硬さ（HV）	400〜600	1,200
弾性係数（GPa）	約70	200以上
圧縮強さ（MPa）	530〜940	2,500以上
曲げ強さ（MPa）	100以下	900〜1,200

歯冠修復・
義歯用材料

Ⅳ．セラミック以外のCAD/CAM冠用材料

- 金属（チタン，コバルトクロム合金）
- コンポジットレジン
- PMMAレジン
- ワックス

Ⅴ．間接修復用コンポジットレジン

A 歯冠用レジン（硬質レジン）

基本，コンポジットレジンと成分は同じ

1）用途（色調）による分類
- オペーク：フレームの金属色の遮蔽
  ：不透明
- サービカル：歯頸部の色調
- デンティン：象牙質の色調
- エナメル：エナメル質の色調
  ：透明性が高い
- ステイン：色調の微調整

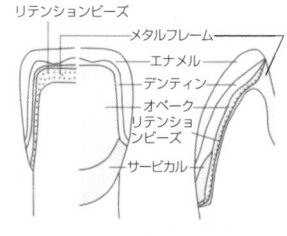

前装鋳造冠

＊オペークペーストは，フィラー含有量が少ない．金属色を遮蔽するために金属酸化物（TiO_2, BaO, ZrO_2）を含み，フィラーサイズを大きくして不透明にしている

＊エナメルペーストは，①透明性の向上，②対合歯摩耗を防ぐためマイクロフィラー，有機質複合フィラーを含む

VI. 金属材料

🅐 金合金全般

1）タイプ別（硬さによる分類）

口腔内できわめて安定な金属　　18カラット以上の金含有

金：電気化学的に貴，酸化し難い，展延性に優れる

Au-Ag-Cuが主体

JIS（日本産業規格）：金含有量65％以上，金・白金族が75％以上と規定

融点：880～1,000℃，鋳造収縮率：約1.5％

タイプ別金合金の性質

種　類	性　質	おもな用途の例	耐力（MPa）	伸び（％）
タイプ1	軟　質	単純窩洞のインレー（22K相当）	80以上	18以上
タイプ2	中硬質	インレー，クラウン（20K相当）	180以上	10以上
タイプ3	硬　質	ブリッジ（18K相当）	270以上	5以上
タイプ4	超硬質	可撤性義歯床，クラスプ，薄い被覆冠，ロングスパンブリッジ，連結部が小断面のブリッジ，バー，アタッチメント，インプラント上部構造	360以上	2以上

市販鋳造用金合金の組成，融点，比重

種　類	組成（wt％）						融点（℃）	比　重
	Au 多	Pt	Pd	Ag	Cu	その他	高	重
タイプ1	83～88	0～1	0～2	7～12	3～7	0～1	924～1,037	16.6～17.7
タイプ2	76～80	0～2	0～2.5	8～12	6～14	0～3	870～980	16.1～17.0
タイプ3	67～75	1～4	2～4	4～12	9～15	1～3	850～960	15.4～16.8
タイプ4	67～72	1～4	1～4	7～15	10～15	1～3	828～953	15.0～16.9

多

市販鋳造用金合金の機械的性質

種　類	引張強さ（MPa）		伸び（%）		硬さ（HV）	
	軟　化	硬　化	軟　化	硬　化	軟　化	硬　化
タイプ1	200〜270	—	30〜40	—	75〜85	—
タイプ2	230〜343	—	29〜34	—	100〜120	—
タイプ3	390〜500	510〜750	30〜45	5〜26	130〜145	200〜245
タイプ4	520〜630	780〜890	23〜29	4〜11	135〜170	210〜290

強　　　　　　　　　　　　　　　　　　硬

軟化：軟化熱処理，硬化：硬化熱処理

・金への添加元素の主要な働き

　Au主成分：耐食性，鋳造性に優れる

2) カラット別

カラット別金合金の組成と諸性質

合金（カラット）	組成（mass%）					硬さ（HV）		引張強さ（MPa）		伸び（%）	
	Au	Pd	Ag	Cu	その他	軟化	硬化	軟化	硬化	軟化	硬化
タイプ2相当 22K	91.6	—	2	6	0.4	110	—	280	—	27	—
20K	83.5	—	7	9.2	0.3	140	—	360	—	26	—
タイプ4相当 18K	75	3	7	15	1	135	220	461	716	30	12
16K	66.7	3	10	18.8	1.5	145	265	480	804	25	7
14K	58.4	3	15	22	1.6	155	285	500	833	23	5

硬化熱処理可能　　　　　　　　　　　　軟化：軟化熱処理，硬化：硬化熱処理

JISによる歯科鋳造用14カラット金合金の特性*

種　類	熱処理	耐力（MPa）	引張強さ（MPa）	伸び（%）	おもな用途
第1種	軟　化	170以上	245以上	7以上	インレー
第2種	硬　化	300以上	540以上	1.5以上	クラスプ

*歯科鋳造用14カラット金合金　JIS T 6113：2011　14K：金合金の中では耐食性に劣る
Au：58〜60%　Ag：8〜10%　Cu：26〜28%　Zn：5%

B タイプ4金合金・白金加金

市販白金加金の組成と諸性質

組成 (mass%)						融点 (℃)	比 重
Au	Pt	Pd	Ag	Cu	その他		
68〜72	4.5〜6	0〜3	5〜13.6	8.8〜16	1〜2	950〜980	16.8〜17

金への添加元素の働き　　　　　　　　　　　＊主要な役割

添加元素	役 割
Ag	金の代用＊，銅による赤色化の解消
Cu　よくでる	時効硬化＊，融点を下げる，固溶硬化
Pt, Pd	高靭性化＊，融点を上げる，白色化，結晶粒微細化
Zn	脱酸剤 (酸化防止)＊→湯流れが良くなる
Ir, Rh	結晶粒微細化＊

硬さ (HV)		引張強さ (MPa)		伸び (%)	
軟 化	硬 化	軟 化	硬 化	軟 化	硬 化
163〜175	285〜300	500〜578	833〜951	18〜21.5	3〜6.5

軟化：軟化熱処理，硬化：硬化熱処理

C 低融銀合金，金銀パラジウム合金

1) 銀を主成分とする合金

種 類	組成 (mass%)							
	Au	Ag	Pd	Cu	Zn	In	Sn	その他
12%金銀パラジウム合金	12	45〜52	20	12〜20	—	—	—	1〜3
銀スズ亜鉛合金	—	65〜77	—	—	5〜18	—	17〜20	—
銀インジウム亜鉛合金	—	68〜71	0.5〜10	—	0〜5	17〜23	—	1.3〜6.3

2) 金銀パラジウム合金

組成　Ag：50　Pd：20　Cu：10〜20　Au：12　Zn, Ir (%)

※ JISでは Ag 40%以上，Pd 20%以上，Au 12%以上と規定されている

融点：900〜1,000℃，鋳造収縮率：1.5%

銀への添加元素の主要な働き　◎よくでる

添加元素	役　割	*主要な役割
Pd	耐硫化性の向上*，強さの増加，融点上昇	
Cu	時効硬化の発現*，融点降下，鋳造性の改善	
Au	耐食性と鋳造性の向上*，融点上昇	
Zn	脱酸剤 (酸化防止)*	
Ir, Rh	結晶粒微細化*	

3) 銀スズ亜鉛合金 (第1種)

組成　Ag：70　Sn：15〜22　Zn：10〜20

融点：550〜700℃

Sn：耐硫化性の向上

4) 銀インジウム亜鉛合金 (第2種)

組成　Ag：70　In：20〜23　Zn：5〜10　Pd：0.5

融点：650〜800℃

Pd：結晶粒微細化 (1%以下) →強化 (脆さの改善)

In：耐硫化性の向上

金を含まない，融点が低い，メタルコア・乳歯鋳造冠に使用

VII. 義歯用金属

剛性が求められる構造物と合金.

・金属義歯床，バー，ブリッジ，クラスプ

　：十分な剛性をもつこと (たわみにくいこと)

・使用される合金：タイプ4金合金，白金加金，コバルトクロム合金 (最もたわみにくい＝弾性係数が大)，純チタン，チタン合金，金銀パラジウム合金 (維持装置のみ可)

1) コバルトクロム合金

(1) 組 成

Cr 25%以上,Mo 4%以上,Co＋Ni＋Cr 85%以上

(2) 利 点

・比重が小さい:金合金の1/2

・耐食性が良好:不動態化(酸化膜)

・弾性係数が非常に大きい:約200GPa→金合金,チタンよりたわみにくい

(3) 欠 点

・鋳造収縮率が大きい:2.2%

・融点が高い:1,300〜1,400℃

・鋳造が困難

・研磨が困難な硬さ:HVが300以上

・アレルギーの懸念:イオン化したNiの作用

歯冠修復・
義歯用材料

2) 鋳造用チタン,チタン合金

(1) 合金中の添加成分

純チタン(1〜4種まである)

Ti-6Al-7Nb:Al(6%),Nb(7%)

Ti-6Al-4V:Al(6%),V(4%)

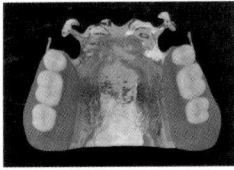

チタン鋳造床

純チタン棒のJIS

種類	組成 (mass%)					引張強さ (MPa)	伸び (%)	硬さ (HV)
	H	O	N	Fe	Ti			
1種	<0.013	<0.15	<0.03	<0.20	残	270〜410	>27	>100
2種	<0.013	<0.20	<0.03	<0.25	残	340〜510	>23	>110
3種	<0.013	<0.30	<0.05	<0.30	残	480〜620	>18	>150
4種	<0.013	<0.40	<0.05	<0.50	残	550〜750	>15	>180

O,N,Feなどの不純物量により性質が変わる

(2) 利 点

・比重が非常に小さい:金合金の約1/4

・耐食性が良好:不動態化

・極低アレルギー性

- ・弾性係数：約100 GPa

(3) 欠　点

- ・融解温度が非常に高い：約1,700℃
- ・特殊なチタン用鋳造機が必要
- ・シリカ系埋没材などとの酸化反応のため，チタン専用の埋没材（マグネシア）が使用される
- ・研磨が困難である

Ⅷ. 非鋳造用金属（加工材）

1）ステンレス鋼

- ・鉄を主成分とした合金

  Fe：70%以上，Cr：18%，Ni：8%，C：0.2%以下
- ・耐食性に優れる（クロムの不動態化）
- ・クラスプ，矯正線，バー
- ・オーステナイト系ステンレス鋼（非磁性）

2）磁性アタッチメント

(1) 構　成

- ・磁石：義歯側. 吸引する
- ・キーパー：支台歯側. 吸引される

(2) 部材の材質

- ・磁石

  サマリウム (Sm) − コバルト (Co)

  ネオジム(Nd)−鉄(Fe)−ホウ素(B)
- ・キーパー，磁石の容器（ヨーク）

  フェライト系ステンレス：鉄

  (Fe) − クロム (Cr) − モリブデン (Mo)

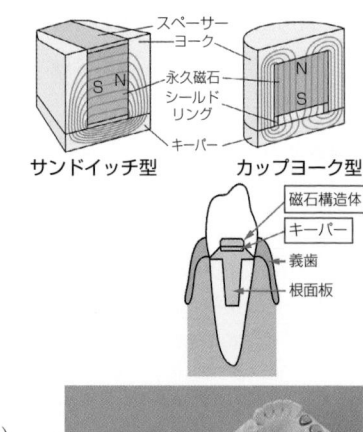

サンドイッチ型　　カップヨーク型

歯冠修復・義歯用材料

IX. 支台築造材

A ファイバーポストの性質

・機械的性質は劣る（金属ポストと比較して）

・柔軟，弾性係数が象牙質に近似

・応力集中による歯根破折が起こりにくい

・白色または半透明（鋳造コアより透過性高い）

・ファイバーポスト表面をシランカップリング処理することで接着力が向
上する

歯冠修復・
義歯用材料

B 支台築造用コンポジットレジン

諸性質は成形修復用コンポジットレジンとほぼ同様である（Chapter 5-
I. A 参照）.

化学重合型，化学重合型と光重合の両方で硬化するデュアルキュア型
が用いられる.

Chapter 7

金属の成形技術・機器

Check Point

・金属材料の成形・加工法を使用機器と関連づけて理解する.

・CAD/CAMによる加工法の特徴を使用材料と関連づけて理解する.

I. 鋳造

A 鋳造体の製作工程

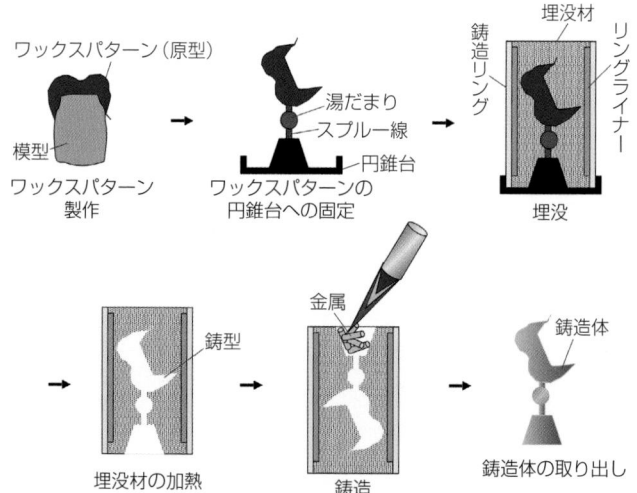

ワックスパターン（原型）

模型

ワックスパターン
製作

湯だまり
スプルー線
円錐台

ワックスパターンの
円錐台への固定

鋳造リング

埋没材

リングライナー

埋没

鋳型

埋没材の加熱

金属

鋳造

鋳造体

鋳造体の取り出し

B 鋳造の過程と材料・機器

①窩洞（支台歯）形成
②印象採得　　　　　印象用材料（寒天，アルジネート，ゴム質）
③模型製作　　　　　模型材（石膏）
④パターン製作　　　ワックス
⑤スプルー植立　　　スプルー線（金属，ワックス）
⑥パターンの埋没　　埋没材，ライニング材
⑦鋳型の加熱　　　　電気炉（ファーネス）
⑧パターンの焼却　　電気炉（ファーネス）
⑨金属の溶融　　　　ブローパイプ，高周波溶解，アーク溶解
⑩鋳　造　　　　　　鋳造機（遠心，加圧，吸引）
⑪研磨，熱処理　　　研磨材
⑫合　着　　　　　　合着用材料

金属の成形技術・機器

C 鋳造の過程での注意点

①窩洞（支台歯）形成　　切削具の粗さ（粒度）
　　　　　　　　　　　　アンダーカット
②印象材の収縮（方向）　トレーと印象材の接着
　　　　　　　　　　　　撤去時の変形
③石膏の種類と膨張量　　混水比，練和条件
④パターンの製作　　　　ワックスの加熱
⑤スプルーの植立　　　　太さ，長さ，方向，数，位置
　　　　　　　　　　　　中空スプルー線
⑥パターンの埋没　　　　湯だまりの付与
　　　　　　　　　　　　ベントの付与
⑦鋳型の加熱　　　　　　埋没材の膨張（硬化・加熱）

84

 CHECK! 金属の鋳造収縮

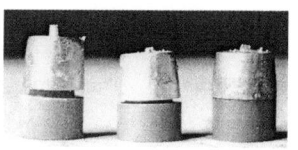

- 歯科用金属の鋳造収縮（1.2〜2.5％）を埋没材の膨張で補う
- 金属の種類により異なるが，融点が大きいと鋳造収縮も大きい傾向がある

銀合金	約1.2〜1.4％
金銀パラジウム合金，金合金	約1.5％
コバルトクロム合金	約2.3％

金属の成形
技術・機器

D 鋳造リングとライニング材

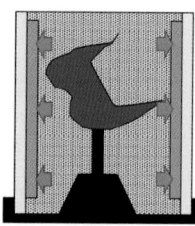 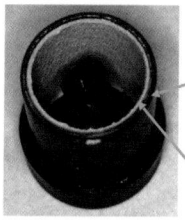

鋳造リング
・埋没材泥の成形
・加熱時の埋没材の保護

ライニング材
・緩衝作用（埋没材を膨張させるスペースの確保）
・耐熱性

 CHECK! 鋳型（鋳造リング）の加熱の目的

- パターンの焼却
- 埋没材の加熱膨張の発現
- 溶湯流入時の溶湯の冷却硬化による鋳造失敗の防止（鋳造性の向上）

Ⅱ. 埋没材

歯科用石膏との違いに注意する.

1) 耐火材

・耐熱性と膨張性をあわせもつ耐熱・膨張材

・シリカ(石英, クリストバライト)が用いられる

シリカ(SiO_2):クリストバライト, 石英

① 変態点(温度)

石英:500~600℃

クリストバライト:200~300℃

② 最大加熱膨張量

クリストバライト(1.3~1.5%)>石英(0.8~1.1%)

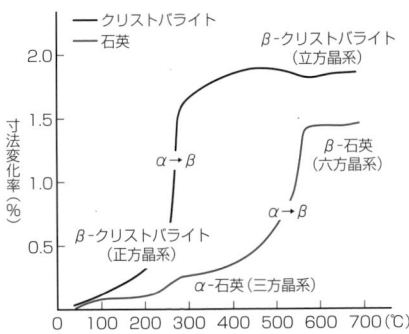

石英, クリストバライトの加熱膨張曲線

2) 結合材

・成形性と強さを与える

・石膏, リン酸塩, 酸化マグネシウムが用いられる

歯科鋳造用合金の融点

合金の種類	融点（℃）
純チタン・チタン合金	1,600〜1,700
コバルトクロム合金	1,200〜1,500
陶材焼付金合金	1,150〜1,250
タイプ1金合金	920〜930
タイプ4金合金	850〜880
金銀パラジウム合金	890〜960
銀インジウム合金	800〜850
銀スズ合金	600〜650

A 石膏系埋没材，リン酸塩系埋没材

1）石膏系埋没材

・硬化時膨張：0.2〜0.6%（おもに石膏の膨張）

・加熱時膨張

　石英埋没材：0.8〜1.1%

　クリストバライト埋没材：1.3〜1.5%

・圧縮強さ：2〜5MPa（リン酸塩系より弱い）

・用途：金合金，銀合金，金銀パラジウム合金などの鋳造

・鋳型温度：700℃以下

・結合材：硬質石膏

　普通石膏より強度が高く，加熱による脱水収縮が少ない

・耐火材として

　クリストバライトを使用：クリストバライト埋没材

　石英を使用：石英埋没材

2）リン酸塩系埋没材

・硬化時膨張：0〜1.2%（水で練和すると硬化膨張しない）

・加熱時膨張：1.1〜1.4%

・圧縮強さ：12〜25MPa

・耐熱性：1,200℃，鋳型温度：700〜1,000℃

・用途：コバルトクロム合金，陶材焼付用金合金の鋳造

・結合材：リン酸塩（リン酸二水素アンモニウム）

　　　　酸化マグネシウム（MgO）

・耐火材としてクリストバライト，石英を単独または混合して使用

・練和液にコロイダルシリカの懸濁液を用いると硬化膨張が大

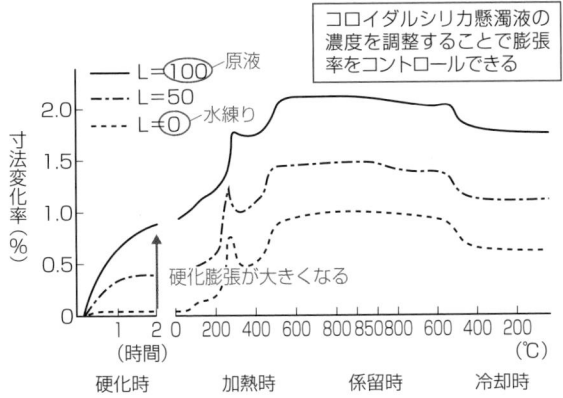

リン酸塩系埋没材の寸法変化

3) 石膏系とリン酸塩系の比較

（1）強度，通気性

　結合材硬化体の緻密さが関係する．

・石膏系は通気性良好（粒度が小さく均一，混水比が比較的高い）

・リン酸塩系は硬化体が緻密で強度は高いが通気性が低い

（2）耐熱性：結合材の耐熱性の違い

・石膏は炭素が残存すると700℃付近から分解

・リン酸塩は1,000℃以上でも安定（上限：約1,400℃）

B チタン鋳造用埋没材

・チタンはシリカとの反応性が高いため，専用の埋没材を利用する

・チタン用埋没材に含まれる成分：マグネシア（MgO），アルミナ（Al_2O_3），
ジルコニア（ZrO_2），カルシア（CaO）

金属の成形
技術・機器

Ⅲ. 金属の溶融

A 注意点

- ・迅速に溶融させる：加熱炉から取り出した鋳型は700℃から1分経過ごとに100℃下降
- ・酸化させない
- ・過熱（オーバーヒート）させない

金属の成形
技術・機器

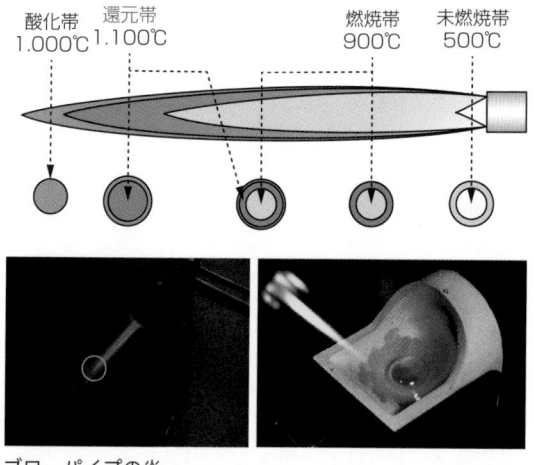

酸化帯	還元帯	燃焼帯	未燃焼帯
1,000℃	1,100℃	900℃	500℃

ブローパイプの炎

B 溶融熱源と使用温度

- ・ガス‐空気ブローパイプ　　800～1,100℃
- ・ガス‐酸素ブローパイプ　　1,000～1,700℃
- ・ニッケルクロム線電気炉　　800～1,100℃
- ・白金線電気炉　　　　　　　1,000～1,400℃
- ・アーク溶融炉　　　　　　　1,100～2,500℃ ⎫ チタン（融点1,680℃）
- ・高周波誘導加熱炉　　　　　1,100～2,500℃ ⎭ の溶解に適する

C 金属の融解法：発熱の原理（熱源）

1) ブローパイプ

火炎の高温を利用する.

2) 電気抵抗炉

ニクロム線や白金線に電流を流し，これを熱源に溶解する.

3) 高周波誘導加熱炉

鋳造インゴットに高周波を直接かけて生じた渦電流による電気抵抗発熱で溶解する.

4) アーク溶解炉

放電による高温を利用する.

※2)〜4)は自動鋳造機に組み込まれていることが多い

金属の成形技術・機器

Ⅳ　鋳造法の種類

1) 遠心鋳造法
2) 加圧鋳造法
3) 吸引鋳造法
4) 吸引加圧鋳造法：2) ＋3)
5) 遠心・吸引鋳造：1) ＋3)

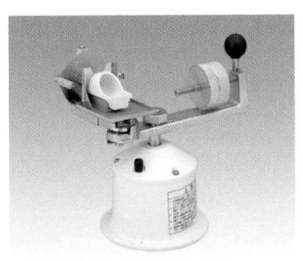 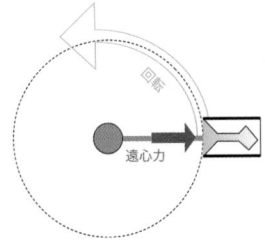

バネ式遠心鋳造機（写真はモリタ社資料より）

CHECK! 遠心力は金属の比重・密度の影響を受ける

$$F = mr\omega^2 = mr4\pi^2 n^2$$

r：アームの半径
m：質量（金属の比重）
ω：角速度
n：回転数

金属の比重・密度（g/cm³）
Au：19.3, Ag：10.5, Pt：21.4, Pd：12.2,
Cu：8.9, Ni：8.9, Cr：7.2, Ti：4.5

A 鋳造圧と持続時間

1）初期圧が大きいこと

融解金属の流動性が高いうちに速やかに鋳込む．

○：加圧・吸引，△：遠心

2）持続時間が十分なこと

鋳込み後，金属が凝固するまで圧を維持できる．

○：加圧・吸引，△：遠心

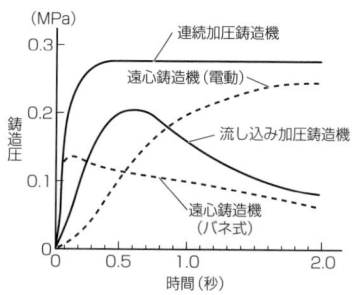

各鋳造機の鋳造圧と持続時間

B 鋳造用フラックス

　　役割：金属の酸化防止と酸化膜の除去

・ホウ砂（Borax）とホウ酸の混合物

　$Na_2B_4O_7 + CuO \rightarrow 2NaBO_2 + Cu(BO_2)_2$

　銅酸化膜の除去に効果的

　　金合金，金銀パラジウム合金

・フッ化カリウム，ホウ砂の混合物

　　銀合金

C 湯だまりの役割

1）鋳巣（引け巣，収縮孔）発生の防止

　溶湯（溶けた金属）が最後に凝固する部位に収縮孔を集める．

2）押し湯効果

　凝固収縮を補塡（償）する．

技術・機器　金属の成形

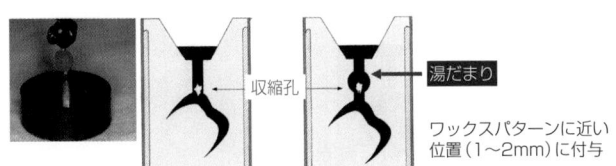

ワックスパターンに近い
位置（1〜2mm）に付与

鋳造後，溶湯が凝固する際，最後に凝固する部分に収縮孔ができやすい

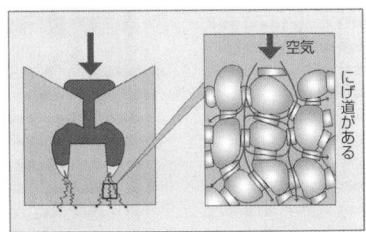

通気性が低いとなめられなどの欠陥の可能性あり

鋳型の通気性

ベント（排気孔）の付与

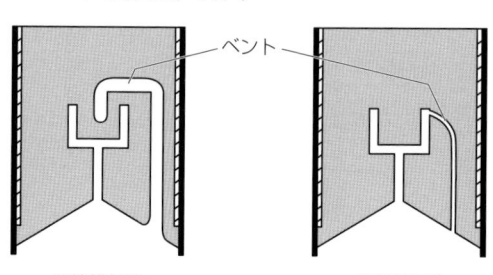

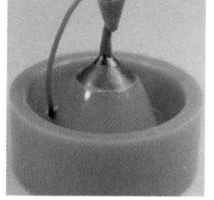

間接排気法　　　　　　　　　　直接排気法

通気性不良の防止策

D 鋳造欠陥

1）鋳造体が不完全な場合

（1）鋳損じ：鋳造されない状態

・合金の溶融不足

・鋳造圧不足

・スプルー部の閉塞

・鋳造機の取扱いミス

（2）入れ干し：鋳造体が不完全

・使用合金の不足

（3）湯回り不良：溶湯が行き渡る前に凝固

・合金の溶融不足

・鋳造圧不足

（4）なめられ（図①）：尖端が鋳造されていない状態

・鋳造圧不足，通気性不良，合金の溶融不足

（5）湯境い（図②）：別経路で流れ込んだ溶湯同士が
　　　　　　　　　　混ざらない状態

・複数のスプルー使用

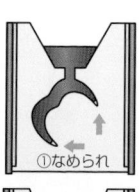
①なめられ

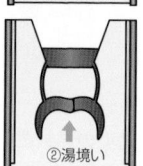
②湯境い

2) 表面荒れ，突起物が生じた場合

(1) 鋳肌荒れ：鋳造体表面が粗糙となった状態

・埋没後の乾燥が不十分だった（余剰水の沸騰）

・鋳型の長時間加熱で石膏が分解

・過熱による鋳型壁面の荒れ，割れ，など

(2) 突起（図③）：埋没材の気泡の残留

・埋没材の脱泡不足

・埋没したワックスパターン上の気泡付着

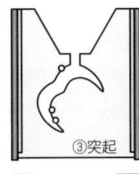 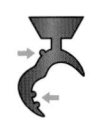

③突起

(3) 鋳バリ（図④）：ひび割れ鋳造体表面の薄いヒレ状物

・急加熱による鋳型のひび割れ

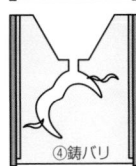 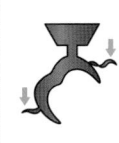

④鋳バリ

3) 鋳巣，気孔が生じた場合

(1) 引け巣（図⑤），鋳巣，収縮孔
  ：凝固収縮に伴う欠陥の発生

・最終凝固部を鋳造体外に設ける：湯溜り，スプルー

・湯溜りは鋳造体近くに，スプルーは太く短く

⑤引け巣

(2) ブローホール（図⑥）：凝固時に発生する気泡

・高温溶湯へのガスの吸蔵：大気を遮断して溶融，オーバーヒートさせない，フラックスの使用

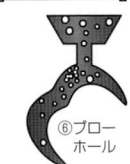

⑥ブローホール

(3) 背圧多孔（図⑦）：表面のへこみ，小孔

・閉じ込められた空気の押し返し
  ：鋳型の通気性を確保する，ベントを設置する

⑦背圧多孔

(4) ホットスポット（図⑧）

・高熱溶湯のスプルー直下への直撃：その部分だけ凝固が遅れ，窪みが生じる

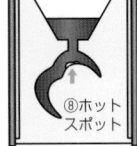

⑧ホットスポット

94

CHECK! 模型用埋没材（型ごと埋没材，耐火模型材）

・型ごと埋没法：埋没材で模型を製作し，ワックスアップを行ってそのまま埋没，鋳造を行う方法．
　アンダーカットのあるクラスプ，金属床（大型の鋳造体）などパターンの着脱が困難な場合

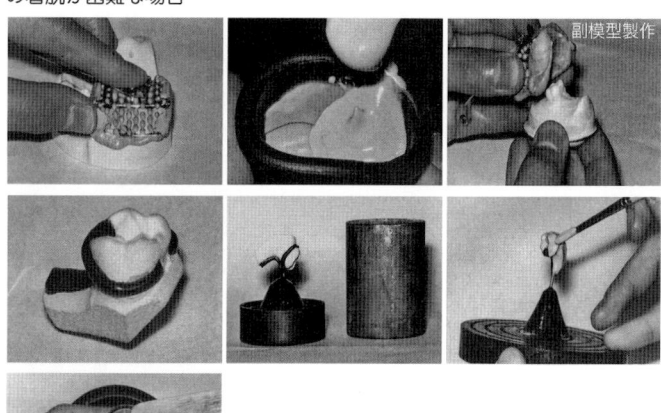

副模型製作

（歯科技工士教本　歯科鋳造学，医歯薬出版，1990）

金属の成形技術・機器

Ⅴ　ろう付け，ろう材

A　ろう付け：ろう材を介して接合

ブリッジの接合

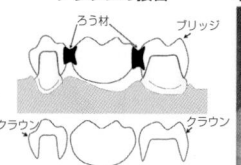

ろう材　ブリッジ

クラウン　　クラウン

可撤性義歯のクラスプの接合

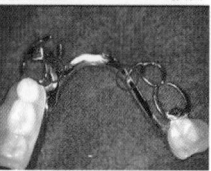

矯正装置へのワイヤーの接合

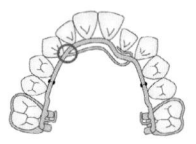

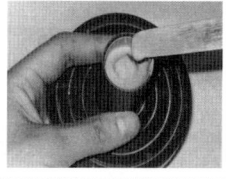

1) ろうの所要性質

・被接合金属より100〜200℃以上低い溶融温度

・被接合金属と組成，色調が似ている

・被接合金属と同程度の強度

・ぬれがよく，流れがよい

・電位差による腐食や変色がない

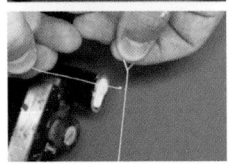

2) ろう付けの方法

・埋没ろう付け：精密性の要求されるもの

・自在ろう付け：手指やピンセットの固定で行うもの

3) ろう付けの材料

(1) 金ろう：金合金のろう付けに用いる

Au	Cu	Ag	Zn	Sn	溶融温度
73	10	12	3	2	835℃
65	13	16	4	2	799℃

(mass%)

成分が金合金に類似

溶融温度：750〜900℃

組成：Au，Ag，Cuと少量のZn，Sn

  Au：耐食性

  Ag：ぬれの向上

  Cu：融点の低下，強化

  Zn，Sn：融点の低下

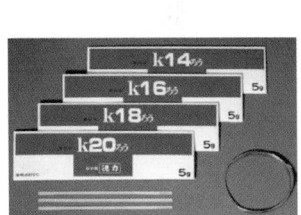

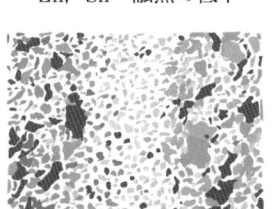

タイプ4　16Kろう　タイプ4
拡散のあるろう付け組織（境界が不明瞭）

ろう材（16Kろう）と被接合金属（タイプ4金合金）の成分が似ているので，金属組織（均一固溶体像）が似ている．

→ろう付け強度が高い，境界部の耐食性が高い

(2) 銀ろう：銀合金，ステンレス鋼，コバルトクロム合金

	組成	溶融温度
卑金属用	Ag 56，Cu 22，Zn 17，その他 5	600〜750℃
低融銀合金用	Ag 30，Sn 65，その他 5	360〜400℃

溶融温度：600〜800℃

組成：Ag，Cu，Zn，Sn，In

    Ag：耐食性

    Cu：Ag-Cu共晶で融点低下

    Zn：融点の低下

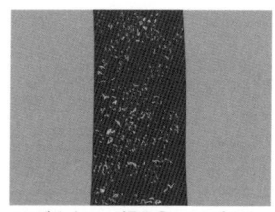

コバルト　　銀ろう　　コバルト
クロム　　　　　　　　クロム

拡散のないろう付け組織（境界が明瞭）

ろう材（銀ろう）と被接合金属（コバルトクロム合金）の成分は異なるので，金属組織（銀ろう：共晶組織）が異なる．

→ろう付け強度が弱い，境界部の耐食性が劣る

(3) 金銀パラジウムろう：金銀パラジウム合金のろう付け

Au	Ag	Pd	Cu	Zn	溶融温度
20	32	15	26	7	770〜800℃

溶融温度：750〜800℃

組成：Au，Ag，Pd，Cu，Znその他（鋳造用金銀パラジウム合金よりAu含有量が多い）

Au：耐食性

Ag：ぬれの向上

Cu：融点の低下，強化

Zn：融点の低下

4) ろう付け用埋没材

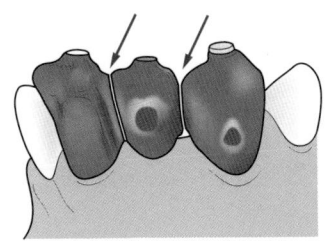

ろう付けの間隙(矢印)は0.05～
0.15 mmとする

技術・機器
金属の成形

5) フラックス

・基本的に，鋳造用フラックスと使用目的は同じ

・被接合金属表面が清浄でなければろうは流れない

・加熱によって被接合金属表面は酸化膜を作る．これらを除去するために
フラックスを用いる

(1) 役　割

・被接合金属表面の酸化防止

・酸化物(被膜)を取り除く

・ろう材の表面張力の低下(ろうのぬれをよくする)

(2) 成　分

・最もよく使用するもの

ホウ砂→銅酸化物の溶解

銅酸化物の溶解に有効

：金合金，金銀パラジウム合金(成分に銅を含む金属)

・その他

フッ化物：フッ化カリウム，ホウフッ化カリウム

酸化膜が安定な卑金属に有効：ステンレス鋼，コバルトクロム合金線

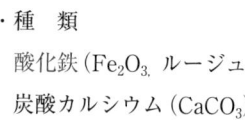
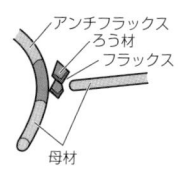
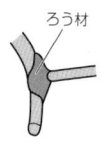

98

(3) アンチフラックス

・用　途

ろうが流れては困る部分を被覆する.

・種　類

酸化鉄（Fe_2O_3，ルージュ）

炭酸カルシウム（$CaCO_3$）

・鉛筆（黒鉛，炭素）

VI. 熱処理

1) 種類

熱処理によって合金を軟らかくするには，溶体化処理もしくは焼なましを行う.

(1) 溶体化処理

塑性加工や鋳造によるひずみを取り除き，均一な固溶体とするために高温で加熱し，急冷する操作（一般的な軟化熱処理）.

(2) 焼なまし

加工硬化した金属を加熱することでひずみのない新しい結晶粒を出現させ，加工前の状態に戻す操作. 結果として軟化する.

2) 金属の強化法

・硬化熱処理（時効硬化処理ともよぶ）

・塑性加工

・合金化

・結晶粒の微細化

3) 合金による熱処理効果

金属を加熱・冷却することにより，その組織を制御し，機械的性質や耐食性を改善することができる.

軟化熱処理：700℃～800℃に10分間保持後，急冷

硬化熱処理：軟化熱処理後，300～400℃で20分間保持後，徐冷

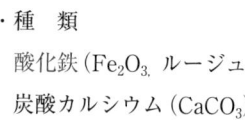
アンチフラックス
ろう材
フラックス
母材
ろう材

硬化熱処理（時効硬化）が可能な合金

タイプ4金合金（タイプ3金合金）

14〜18カラット金合金

陶材焼付用金合金

金銀パラジウム合金

硬化が起こる理由

タイプ4金合金（タイプ3金合金） 14〜18カラット金合金	AuCu規則格子の生成　よくでる
陶材焼付用金合金	PdSn，PdIn規則格子の生成
金銀パラジウム合金	PdCu規則格子の生成 銀銅系からのα相からβ相の析出

技術・機器 金属の成形

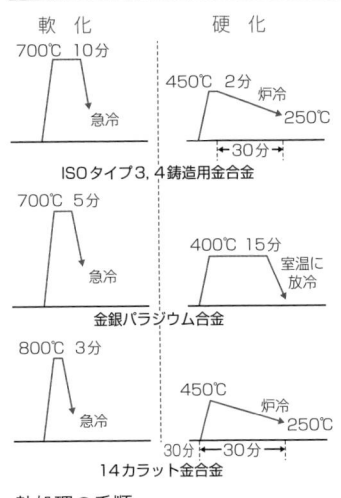

熱処理の手順

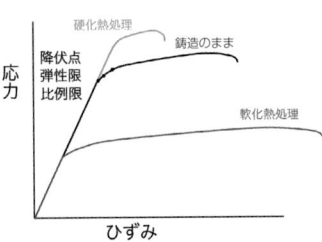

軟化熱処理（軟化する）
硬さ，引張強さ（耐力）：小
伸び：大

硬化熱処理（硬化する）
硬さ，引張強さ（耐力）：大
伸び：小

弾性係数はほぼ変化しない

熱処理による性質変化

V. CAD/CAM

CAD/CAMとは，コンピュータ支援による設計（computer aided design；CAD）と製作（computer aided manufacturing；CAM）システムの略称である．コンピュータ上で目的形状の設計を行い，それに合わせて工作機を制御して目的形状の修復物・補綴装置を得る．

1) 鋳造法とCAD/CAM法の比較

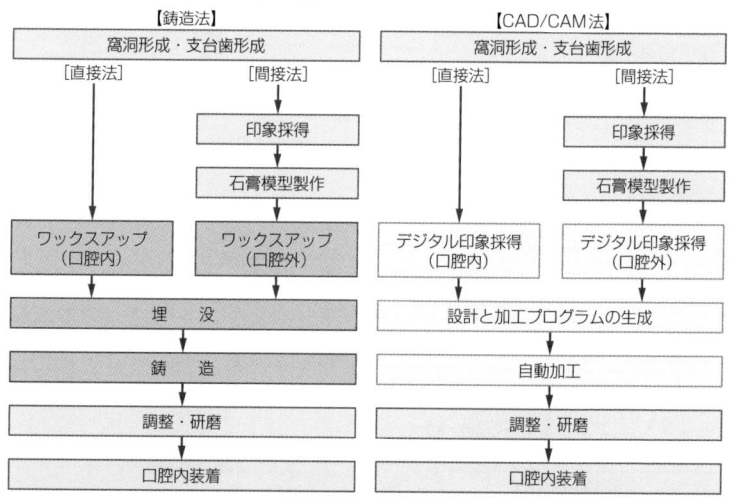

鋳造法とCAD/CAM法による修復物製作のワークフローの例

（基礎歯科理工学，p.256）

2) デジタル印象（光学印象）

デジタル印象採得（三次元形状測定）を行う装置（スキャナー）は，下記のように大別される．

①診療室で患者の口腔内に対して使用する口腔内スキャナー

②技工室で石膏模型などに対して使用する口腔外スキャナー

3) 加工機

加工機は，①切削によるもの，②積層造形によるもの，に大別される．

(1) 切削加工機

切削工具を使用して修復物や補綴装置などの対象物を切り削る加工方法である．被削材はブロック形状のほか，ディスク形状がある．

対　象：半焼結ジルコニア，二ケイ酸リチウム，コンポジットレジン，ワックス，PMMAレジン，純チタン・チタン合金，コバルトクロム合金

(2) 積層造形装置

積層造形は，光造形法と粉末焼結積層造形法に分類される．いずれもレーザー光を材料表面に照射することで造形加工を行う．

① 光造形法

対　象：光硬化樹脂

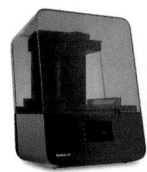
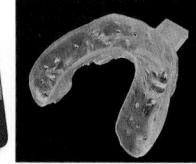
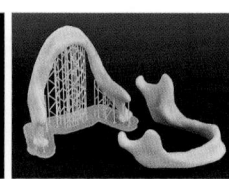

3Dプリンター　　　個人トレー　　　　　　顎骨モデル

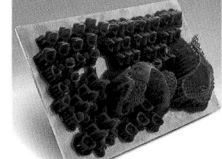
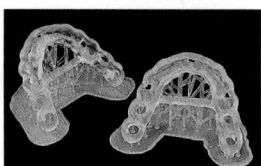

ワックスパターン　　インプラントサージカルガイド

② 粉末焼結積層造形法

対　象：熱可塑性樹脂，コバルトクロム合金粉末，チタン粉末

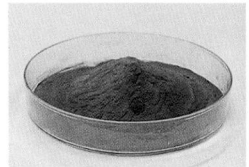
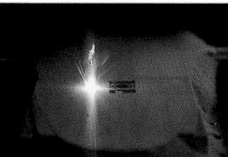
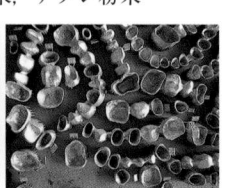

金属粉末　　　　　金属粉末のレーザー照射　　積層造形装置で
　　　　　　　　　　　　　　　　　　　　　製作した補綴装置

金属の成形
技術・機器

Chapter 8

接着処理・技術

Check Point
・歯質接着処理について使用材料と関連づけて理解する.
・歯科材料接着処理について使用材料と関連づけて理解する.

I. 接着性モノマー

・酸性モノマー,機能性モノマーともよばれる
・カルボン酸系:4-META,4-AET,MAC-10
・リン酸エステル系:MDP,Phenyl-P

II. 歯質接着処理

・エナメル質被着面処理:リン酸水溶液(37%)によるエッチング
・象牙質被着面処理:セルフエッチングプライマーでスミヤー層を除去
・近年では,エナメル・象牙質を同時に処理(トータルエッチング)
　:象牙質との界面に樹脂含浸層(ハイブリッド層)を形成する

CHECK!

エナメル質と象牙質の構成成分の違いに注意

1) エナメル質との接着

歯面に塗布→水洗後，乾燥

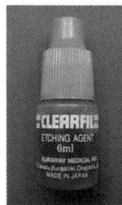
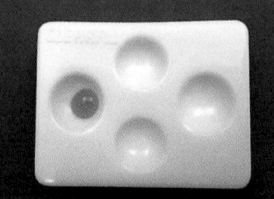

酸（エッチング）処理
・被着歯面の清掃
・被着歯面のぬれ向上
・被着歯面の粗糙化と
　機械的嵌合力の増強

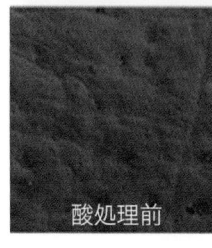
酸処理前

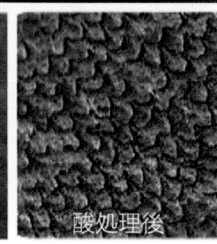
酸処理後

接着処理・技術

・エナメル質の主成分はアパタイト（95％）

・アパタイトの表面処理→酸エッチング：40％前後のリン酸水溶液

　・切削屑（スミヤー）の除去

　・微小凹凸（エナメル小柱鞘紋様）によるレジンタグ（機械的嵌合）の形成

　接着性モノマーを含むプライマーの塗布：下塗り（プライミング）

　・アパタイト表面のCaやOHと親和性の高い構造をもつことによるプライミング（化学的結合）

2) 象牙質との接着

　エナメル質と異なり，象牙質にはコラーゲン（約18％），水（約12％）が存在するため，歯との接着力が低い．

・象牙質の主成分：アパタイト，コラーゲン

・アパタイトの表面処理

　→エッチング：10％クエン酸や酸性モノマーなど，弱酸

　　・スミヤーの除去

　　・象牙細管の開口によるレジンタグ（機械的嵌合）の形成

・コラーゲン線維の適度な露出によるコラーゲン線維の収縮

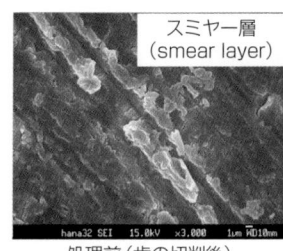

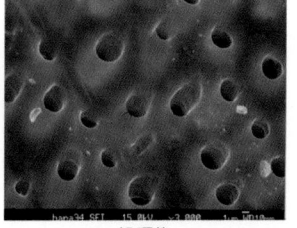

処理前（歯の切削後）　　　　　　　　　処理後

接着性モノマーによるアパタイト表面の「レジン化」

　：プライミング（化学的結合）

・コラーゲンの表面処理→HEMA（中性モノマー）や接着性モノマー

　コラーゲン線維の膨潤：線維間の空間確保

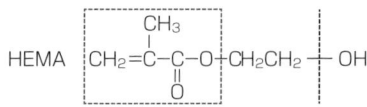

　　・ボンディングレジンの浸透

　　・樹脂含浸層（ハイブリッド層，象牙質とレジンの界面）の形成

Ⅲ. 歯科材料接着処理

①セラミックス（シリカ系）被着面処理：シランカップリング剤（γ-MPTS），アルミナ粒子によるサンドブラストは必須，リン酸処理（以前はフッ酸）する場合もある．

②セラミックス（シリカ系以外）被着面処理：リン酸エステル系（MDP），アルミナ粒子によるサンドブラストは必須，リン酸処理（以前はフッ酸）する場合もある．

③コンポジットレジン被着面処理：シランカップリング剤（γ-MPTS），アルミナ粒子によるサンドブラストは必須．

技術　接着処理・

④金属被着面処理：アルミナ粒子によるサンドブラストは必須．

　　メタルプライマー

　　　貴金属：イオウ系（VBATDT, MTU-6, 10-MDDT）

　　　卑金属：カルボン酸系，リン酸エステル系

　　スズ電析（貴金属対象，口腔内では不可）

1) セラミックス (シリカ系)・コンポジットレジン製・金属製修復物・補綴装置の表面処理

セラミックス （シリカ系）	サンドブラスト リン酸（以前はフッ酸） シラン処理（γ-MPTS）
コンポジットレジン	サンドブラスト シラン処理（γ-MPTS）
貴金属	サンドブラスト イオウ含有メタルプライマー スズメッキ（電析）
卑金属	サンドブラスト 無処理 酸性モノマー含有メタルプライマー

※サンドブラストとスズ電析は口腔内不可．技工室で行う．

2) ジルコニア・アルミナの表面処理

・シランカップリング剤（γ-MPTS）は使用不可

・第一に，サンドブラスト処理

・酸性機能性モノマーが効果あり．特に，リン酸エステル系（MDP, Phenyl-P）

・トライボケミカル処理

　シリカ・コーティングされたアルミナ粉末を，通常のサンドブラスト処理より低い噴射圧（材質にかかわらずメーカー推奨0.28 MPa）で被着面に吹き付け，表面を粗糙化し被着面面積を増大させるとともに，被着面表面をシリカに改質する方法．

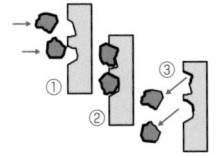

技術　接着処理・

3) コンポジットレジンの表面処理

　　コンポジットレジンはフィラー成分としてシリカを含有する．よって
γ-MPTSによるシランカップリング剤が効果的である．

4) 金属プライマー

・卑金属用：チタン，コバルトクロムなど

　金属の酸化物に化学的に結合

カルボン酸系モノマー

$$CH_2=C-COO-CH_2-CH_2-OOC$$

（$-COO^-\ ^+HO$-M）
イオン結合

4-META（4-Methacryloxyethyl trimellitate anhydride）

リン酸系モノマー

$$H_2C=C-C-O-(CH_2)_{10}-O-P-OH$$

（$-OH\cdots O$-M）
水素結合

MDP（10-Methacryloyloxydecyl dihydrogen phosphate）

・貴金属用→金合金，金銀パラジウム合金など

　成分の貴金属元素に化学結合

　金などの貴金属元素：化学的にきわめて安定（不活性）な表面

　イオウ（S）は例外的に金（Au）と反応し，共有結合性のS-Au結合を形
成する

VBATDT (6-(4-Vinylbenzyl-n-propyl)amino-1,3,5-triazine-2,4-dithiol)

MTU-6 (6-Methacryloyloxyhexyl 2-thiouracil-5-carboxylate)

10-MDDT (10-Methacryloyloxydecyl-6,8-dithiooctanoate)
金属接着性モノマー：イオウ含有モノマー

接着処理・技術

Chapter 9

装着用材料

装着用材料

> **Check Point**
> ・合着・接着用セメントの種類を理解する.
> ・合着・接着用セメントの成分と特徴を理解する.
> ・仮着用セメントの成分と特徴を理解する.

Ⅰ. 合着・接着用セメント

1) リン酸亜鉛セメント

粉末成分			液成分	
酸化亜鉛	ZnO	約90%	正リン酸（リン酸水溶液）H_3PO_4	50〜60%
酸化マグネシウム	MgO	約10%	亜鉛	1〜10%
酸化アルミニウム	Al_2O_3		アルミニウム	
			水	残り

硬化反応：

・酸化亜鉛と正リン酸との酸-塩基反応

・酸化亜鉛がリン酸水溶液に溶解する反応は急激であり発熱を伴う

$$ZnO + 2H_3PO_4 + H_2O \rightarrow Zn(H_2PO_4)_2 \cdot 2H_2O$$
$$（第一リン酸亜鉛）$$

$$\xrightarrow{ZnO} 2ZnHPO_4 \cdot 3H_2O \xrightarrow{ZnO} Zn_3(PO_4)_2 \cdot 4H_2O$$
$$（第二リン酸亜鉛）\qquad （第三リン酸亜鉛）$$
$$硬化体$$

・pH変化（練和直後は酸性であり，24時間で中性になる）

・歯髄刺激性がある

練和開始からのpHの変化

時間	3〜6分	10分	30分	60分	1日	28日
pH	1.4〜2.5	3.7	4.1	4.3	6.6	6.9

練和直後は酸性，24時間で中性に

2) ポリカルボキシレートセメント

・リン酸亜鉛セメントの改良版

　液：正リン酸→ポリアクリル酸

・pH変化（練和後，急速に中性に近づく）

・歯髄刺激性なし

練和開始からのpHの変化

時間	3〜6分	10分	30分	60分
pH	3.0〜4.0	4.8	5.8	5.9

3) グラスアイオノマーセメント

・合着用，充塡用

・カルボキシレートセメントの改良版

　粉：酸化亜鉛→アルミノシリケートガラス

・歯髄刺激性なし（練和後，急速に中性に近づく）

4) 接着性レジンセメント

　各メーカーより様々な種類の製品が市販されている．

成分分類	MMA系	コンポジットレジン系
製品形態	粉・液型	ペースト型
重合様式	化学重合型	光重合型，デュアルキュア型

システムにより接着性モノマーが異なる

装着用材料

代表的な接着性モノマーの構造式

カルボン酸系モノマー

4-META (4-Methacryloxyethyl trimellitate anhydride)

MAC-10 (10-Methacryloyloxydecyl malonic acid)

4-AET (4-acryloxyethyl trimellitic acid)

リン酸エステル系モノマー

MDP (10-Methacryloyloxydecyl dihydrogen phosphate)

Phenyl-P (2-Methacryloyloxyethyl phenyl hydrogen phosphate)

①MMA系 (4-META-MMA-TBB系)

粉末成分	液成分
PMMA (粉主成分) BPO (重合開始剤)	MMA (液成分) 4-META (接着性モノマー) TBB-O (触媒, 重合開始剤) 第3級アミン (重合促進剤)

②コンポジットレジン系 (CR系)

ペースト成分1	ペースト成分2	その他
無機質フィラー (シリカ他) 重合促進剤 (第3級アミン)	マトリックスレジン (多官能モノマー) 重合開始剤 (BPOやカンファーキノン)	重合促進剤 接着性モノマー (MDP, 4-AET, 4-META) など, メーカーにより異なる

MMA系はフィラーを含有しないのに対し, コンポジットレジン系は50〜80%のフィラーを含む→機械的強度：CR系＞MMA系

装着用材料

Ⅱ. 仮着用セメント

1) 酸化亜鉛ユージノールセメント

粉末成分		液成分	
酸化亜鉛	約70%	ユージノール	約85%
ロジン（強化剤）	約30%	オリーブ油など	
反応促進剤	1〜2%		
酢酸亜鉛			

硬化反応：成分中の亜鉛とユージノールによるキレート化合物の生成

練和時に，水分の介入により硬化が促進する

2) EBAセメント

粉末成分		液成分	
酸化亜鉛	約65%	ユージノール	約40%
シリカ・アルミナ	約30%	o-エトキシ安息香酸	約50%
ロジン	約5%		

・酸化亜鉛ユージノールセメントの改良版（機械的性質の向上）

・硬化反応

3) 酸化亜鉛ユージノールセメントとEBAセメントの共通性質

・歯髄刺激性なし

・歯髄鎮痛，鎮静効果（ユージノールの効果）

・耐水性に劣る（溶解性が高い）

・辺縁封鎖性に優れる

・レジンの重合反応を阻害する 〔◎よくでる〕

　ラジカル重合性レジン材料における活性ラジカルやレジン成長末端ラジカルにユージノール分子のフェノールOHの水素が結合して停止反応が起こるので，本セメントが介在する環境でレジン系材料を用いてはならない.

装着用材料

Chapter 10

歯科矯正用材料

> **Check Point**
>
> ・歯科矯正用材料の種類を矯正装置と関連づけて理解する.
> ・歯科矯正用材料の成分と特徴を理解する.

・線材料：コバルトクロム合金, ステンレス鋼, チタン合金
　　　　　　アーチワイヤー（形状, ろう付け）
・ゴム質材料：エラスティック, トゥースポジショナー
・接着材料：ダイレクトボンディング, エッチング材, ボンディング材
・床材料：アクリルレジン（加熱重合/常温重合）

I. 線材料

1) 材質と物性

成分元素の一例

種　類	Co	Cr	Cu	Fe	Mn	Mo	Ni	Sn	Ti	Zn	Zr
ステンレス鋼		18		73	1		8				
コバルトクロム合金	40	20		16	2	7	15				
ニッケルチタン合金							56		44		
チタンモリブデン合金						10		4	80		6
ブラスワイヤー			70							30	

2) 耐食性

口腔内での化学的安定性 ━━━━━━→ 不動態皮膜

ステンレス鋼
コバルトクロム
｝酸化クロム（Cr_2O_3）

ニッケルチタン（加工硬化型）
ニッケルチタン（超弾性型）
チタンモリブデン（β型チタン）
｝酸化チタン（TiO_2）

いずれも不動態化により耐食性を獲得

3) 弾性率：矯正力の大きさ

弾性係数の大小

①ステンレス鋼：大

②コバルトクロム：大

③チタンモリブデン：中

④⑤ニッケルチタン：小

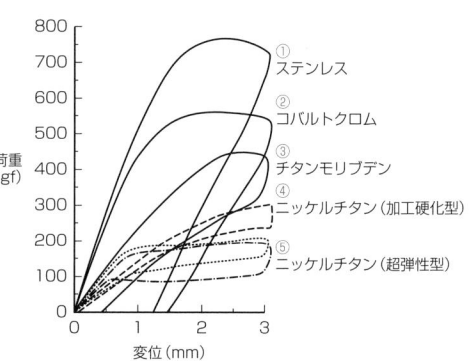

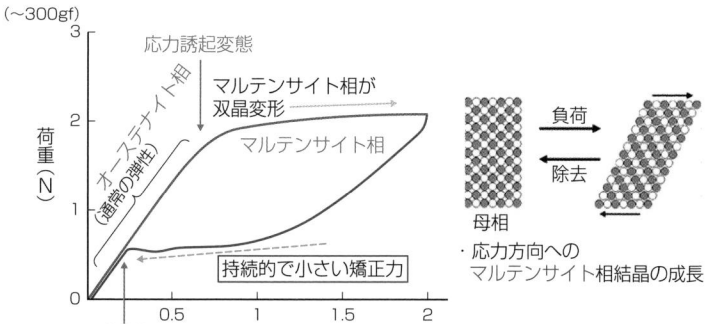

ニッケルチタン合金の超弾性（臨床歯科理工学，p.314）

4) 加工性，硬化処理，ろう付け

線　材	加工性	硬化処理	ろう付け
ステンレス鋼	◎	加工硬化	○（溶接も可）
コバルトクロム合金	○	熱処理硬化	○（溶接も可）
チタンモリブデン合金	◎		×（溶接は可）
ニッケルチタン合金［超弾性型］	×		×

Ⅱ. バンド，ブラケット，チューブ

　詳細は『歯科国試パーフェクトマスター　歯科矯正学　第2版』（医歯薬出版，2022）を参照.

Ⅲ. エラスティック材，コイルスプリング

1) エラスティック

・**用　途**

　矯正力としての弾性付与

　結紮線の代用

・**材　質**

　（天然ゴム）

　ポリウレタンゴム

　シリコーンゴム

・**形状と適応**

　リング

　　・歯・歯列の移動

　　・顎外固定装置

　　・歯間分離

　チェーン

　　・歯の移動（牽引）

　モジュール

　　・ワイヤーのブラケットへの固定

2) コイルスプリング

　ステンレス鋼やニッケルチタン合金のスプリングで，その弾性により歯や歯群を移動させる際に用いる．アーチワイヤーに組み込むことで部分的なスペースを獲得したり，歯の近遠心移動を行うことができる．

歯科矯正
用材料

Ⅳ. 接着用材料

Chapter 9-Ⅰ. 4) を参照.

Ⅴ. 床用材料

Chapter 6-Ⅰ. を参照.

歯科矯正
用材料

Chapter 11
口腔インプラント，口腔外科，歯周治療用材料

Check Point

・口腔インプラント，口腔外科，歯周治療用材料の種類を理解する．
・口腔インプラント，口腔外科，歯周治療用材料の成分と特徴を理解する．

　生体の機能や形態を回復することを目的に，生体組織内に包埋されて使用される材料を幅広くインプラント材料として扱う．

インプラント材料の骨組織との反応による分類

タイプ	生体との反応性	骨組織との反応	素　材	インプラント材料例
Ⅰ型	生体許容性	線維性結合組織による被包	金　属	ステンレス鋼 コバルトクロム合金
Ⅱ型	生体不活性	骨組織と接触	金　属	チタン，チタン合金
			セラミックス	アルミナ，ジルコニア，カーボン
Ⅲ型	生体活性	骨組織と結合	セラミックス	ハイドロキシアパタイト βリン酸三カルシウム（β-TCP） 炭酸アパタイト，リン酸八カルシウム（OCP），生体ガラス

生体活性＝骨伝導能

I. 口腔インプラント用材料

・口腔インプラント用材料と言えば，一般的に金属である「チタン」および「チタン合金」のことを指す．チタンの特徴，チタン表面処理についての知識が重要である．
・セラミック材料
・高分子材料

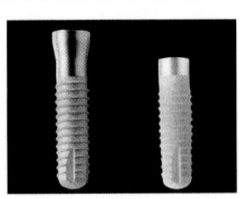

インプラント用金属材料の機械的性質

	引張強さ（MPa）	弾性係数（GPa）
純チタン（JIS1〜4種）	340〜750	100〜105
チタン合金（Ti-6Al-4V）	900〜1,000	110〜115
コバルトクロム合金	700〜900	200〜250

チタンのインプラント表面処理

表面処理法	処理内容
サンドブラスト	アルミナ粉末，アパタイト粉末などを用いた物理的噴射法
エッチング	フッ酸，フッ酸＋硫酸などを用いた化学的溶解
陽極酸化	電解液中の電気化学的処理
チタンコーティング	チタン粒子のプラズマ溶射法
ワイヤ放電処理	超純水中の火花放電処理
アパタイトコーティング	プラズマ溶射法，水熱処理，フレーム照射法，スパッタリング法，レーザーアブレーション法

CHECK! インプラント材としてのチタン

オッセオインテグレーション*しやすい
→骨形成速度が速い，骨接触率が高い
優れた耐食性を有する→不動態皮膜の存在
リン酸カルシウムの析出が起こりやすい
骨関連タンパク質の吸着が起こりやすい

*オッセオインテグレーションとは，光学顕微鏡レベルでインプラントと
　骨間に線維性の結合組織が介在せず，機能を維持する状態のこと

最新・歯科材料
インプラント材料

Ⅱ．骨補塡用材料

骨補塡材はリン酸カルシウム系材料が主流である．

リン酸カルシウムの種類

名　称	化学式	省略記号
ハイドロキシアパタイト	$Ca_{10}(PO_4)_6(OH)_2$	HA
βリン酸三カルシウム	$\beta\text{-}Ca_3(PO_4)_2$	β-TCP
炭酸アパタイト	$Ca_{10-a}(PO_4)_{6-b}(CO_3)_c(OH)_{2-d}$	—
リン酸八カルシウム	$Ca_8H_2(PO_4)_6\cdot5H_2O$	OCP

　リン酸カルシウム系材料はすべて生体活性材料に分類され，骨伝導能を有する．ただし，材料自体の吸収性は異なる．吸収性のあるものは**吸収**後，骨に置換される．

$\left.\begin{array}{l}\beta\text{-TCP（リン酸三カルシウム）}\\ \text{炭酸アパタイト}\\ \text{OCP（リン酸八カルシウム）}\end{array}\right\}$ 吸収性を有する

ハイドロキシアパタイト　　　　ほぼ吸収しない

Ⅲ．骨接合・顎骨再建用材料

1) 骨接合・顎骨再建プレート

　純チタン，チタン合金，ステンレス鋼，コバルトクロム合金，ポリ乳酸

2) 縫合糸

・非吸収性縫合糸：絹糸，ナイロン糸，
　　ポリプロピレン糸，金属線

・吸収性縫合糸

　：腸線（哺乳動物の腸管のコラーゲン），
　　PGA糸（ポリグリコール酸の高分子化合物）

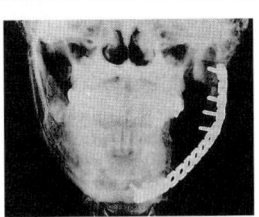

プレートとしてはチタン系が主流である．

Ⅳ. 細胞遮断膜

1) 組織・骨再生用材料 (細胞遮断膜)

組織誘導再生法 (guided tissue regeneration；GTR)

骨誘導再生法 (guided bone regeneration；GBR)

材　料	材　質	吸収性の有無
PTFE (ポリテトラフルオロエチレン)	合成高分子	非吸収性
PLGA (乳酸・グリコール酸共重合体)		吸収性
アテロコラーゲン	動物由来	

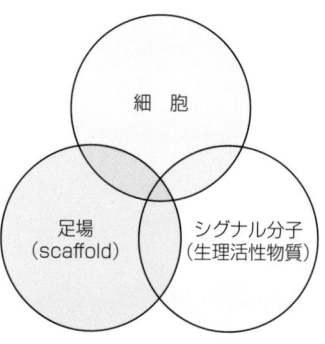

生体組織工学 (tissue engineering)

足場：スキャフォールドとよばれ細胞の増殖と分化のための足場としての役割以外に細胞接着，再生スペースの確保など，多くの役割をもつβ-TCP，合成ポリマー (ポリ乳酸，ポリグリコール酸)，天然ポリマー (コラーゲン，ゼラチン) などが用いられる

2) スキャフォールド材料

・リン酸カルシウム

・ポリ乳酸 (polylactic acid；PLA)

・ポリグリコール酸 (polyglycolic acid；PGA)

・コラーゲン，ゼラチン

・アルジネート，絹フィブリン

・キチン，キトサン

V. エナメルマトリックスタンパク質

歯周組織再生療法に用いられる.

エナメルマトリックスタンパク質とは**アメロジェニン**を主成分とするタンパク質の複合体で,根面に付着して歯根膜細胞の増殖,アルカリフォスファターゼ活性および硬組織形成活性を高める作用がある.

インプラント／矯正／歯科治療材料

索引

123

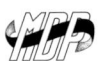

【著者略歴】

服部 雅之
(はっとり まさゆき)

1994年　愛知学院大学歯学部卒業
1998年　愛知学院大学大学院歯学研究科修了
2014年　岩手医科大学教授
2017年　東京歯科大学教授,現在に至る

歯科国試パーフェクトマスター
歯科理工学　　　　　　　　　　　ISBN978-4-263-45673-6

2023年5月10日　第1版第1刷発行

著　者　服　部　雅　之
発行者　白　石　泰　夫

発行所　**医歯薬出版株式会社**

〒113-8612　東京都文京区本駒込1-7-10
TEL. (03)5395-7638(編集)・7630(販売)
FAX. (03)5395-7639(編集)・7633(販売)
https://www.ishiyaku.co.jp/
郵便振替番号 00190-5-13816

乱丁,落丁の際はお取り替えいたします　　　　　印刷・真興社／製本・明光社

© Ishiyaku Publishers, Inc., 2023, Printed in Japan

本書の複製権・翻訳権・翻案権・上映権・譲渡権・貸与権・公衆送信権(送信可能化権
を含む)・口述権は,医歯薬出版(株)が保有します.
本書を無断で複製する行為(コピー,スキャン,デジタルデータ化など)は,「私的使用
のための複製」などの著作権法上の限られた例外を除き禁じられています.また私的使用
に該当する場合であっても,請負業者等の第三者に依頼し上記の行為を行うことは違法
となります.
JCOPY ＜出版者著作権管理機構 委託出版物＞
本書をコピーやスキャン等により複製される場合は,そのつど事前に出版者著作権
管理機構(電話 03-5244-5088, FAX 03-5244-5089, e-mail : info@jcopy.or.jp)の許
諾を得てください.

歯科医師国家試験合格に導く好評シリーズ

歯科国試パーフェクトマスター

出題基準改定（令和5年）に対応した改訂版・新刊ができました!

基礎系

口腔解剖学 第2版 ● 阿部 伸一／著
定価 3,300円（本体 3,000円＋税10%）ISBN978-4-263-45882-2

口腔組織・発生学 第2版 ● 中村 浩彰／著
定価 2,970円（本体 2,700円＋税10%）ISBN978-4-263-45876-1

生理学・口腔生理学 第2版 ● 村本 和世／著
定価 3,300円（本体 3,000円＋税10%）ISBN978-4-263-45886-0

口腔生化学 第2版 ● 宇田川 信之／著
定価 3,300円（本体 3,000円＋税10%）ISBN978-4-263-45880-8

歯科薬理学 第2版 ● 柏俣 正典・田島 雅道／著
定価 3,300円（本体 3,000円＋税10%）ISBN978-4-263-45896-9

病理学・口腔病理学 第2版 ● 槻木 恵一・清水 智子・坂口 和歌子／著
定価 3,300円（本体 3,000円＋税10%）ISBN978-4-263-45893-8

口腔微生物学・免疫学 第2版 ● 寺尾 豊／著
定価 2,970円（本体 2,700円＋税10%）ISBN978-4-263-45879-2

衛生学・公衆衛生学 第2版 ● 野村 義明・山本 健／著
定価 3,740円（本体 3,400円＋税10%）ISBN978-4-263-45884-6

● 2023年5月発行
歯科理工学
● 服部 雅之／著　定価 3,300円（本体 3,000円＋税10%）ISBN978-4-263-45673-6

臨床系

小児歯科学 第5版 ● 河上 智美／編著
定価 3,300円（本体 3,000円＋税10%）ISBN978-4-263-45887-7

歯周病学 第2版 ● 髙山 忠裕・好士 亮介・佐藤 秀一／著
定価 3,300円（本体 3,000円＋税10%）ISBN978-4-263-45872-3

歯内治療学 ● 前田 博史／編著
定価 3,300円（本体 3,000円＋税10%）ISBN978-4-263-45877-8

保存修復学 第2版 ● 奈良 陽一郎・桶木 寿男／著
定価 3,300円（本体 3,000円＋税10%）ISBN978-4-263-45890-7

クラウンブリッジ補綴学 第2版 ● 木本 克彦・星 憲幸／著
定価 3,300円（本体 3,000円＋税10%）ISBN978-4-263-45889-1

パーシャルデンチャー補綴学 第2版 ● 安部 友佳・岩佐 文則・馬場 一美／著
定価 3,300円（本体 3,000円＋税10%）ISBN978-4-263-45898-3

全部床義歯補綴学 第2版 ● 西山 雄一郎／著
定価 3,300円（本体 3,000円＋税10%）ISBN978-4-263-45873-0

口腔インプラント学 第2版 ● 萩原 芳幸／著
定価 3,300円（本体 3,000円＋税10%）ISBN978-4-263-45885-3

口腔外科学Ⅰ 第2版 ● 篠塚 啓二・外木 守雄／著
定価 3,300円（本体 3,000円＋税10%）ISBN978-4-263-45878-5

歯科矯正学 第2版 ● 清水 典佳・鈴木 里奈／著
定価 3,300円（本体 3,000円＋税10%）ISBN978-4-263-45874-7

歯科麻酔学 第2版 ● 砂田 勝久／著
定価 2,970円（本体 2,700円＋税10%）ISBN978-4-263-45881-5

歯科放射線学 第2版 ● 飯久保 正弘・村上 秀明／編著
定価 3,300円（本体 3,000円＋税10%）ISBN978-4-263-45888-4

高齢者歯科学 第2版 ● 佐藤 裕二・北川 昇／著
定価 3,300円（本体 3,000円＋税10%）ISBN978-4-263-45883-9

2023年5月現在